O ESPÍRITO DO JAPÃO

Uma jornada pela Acupuntura Japonesa

Sensei
VALÉRIO LIMA

O ESPÍRITO DO JAPÃO

Uma jornada pela Acupuntura Japonesa

Ícone editora

Capa e Diagramação

3k Comunicação

Tradução

Jorge Luís Floretta Santander (Espanhol)

Megumi Yoshida Capistano (Japonês)

Revisão

Lívia Martins de Abreu

CIP-BRASIL. CATALOGAÇÃO NA PUBLICAÇÃO
SINDICATO NACIONAL DOS EDITORES DE LIVROS, RJ

L711e

Lima, Sensei Valério
O espírito do Japão : uma jornada pela acupuntura japonesa / Sensei Valério Lima. - 1. ed. - São Paulo : Ícone, 2023.
188 p. ; 24 cm.

Inclui índice
ISBN 9786586179293

1. Medicina oriental. 2. Acupuntura. I. Título.

CDD: 615.892
23-86023 CDU: 615.814.1

Meri Gleice Rodrigues de Souza - Bibliotecária - CRB-7/6439

11/09/2023 13/09/2023

ÍCONE EDITORA

Rua Javaés, 589 - Bom Retiro

CEP: 01130-010 - São Paulo/SP

Fone/Fax: (11) 3392-7771

www.iconeeditora.com.br

iconevendas@iconeeditora.com.br

Prefácio

Apresentação

Etsuko Inoue

ヴァレリオ　リマ先生ご著書推薦文

ヴァレリオ リマ先生と初めてお会いしたのは、WFAS東京／つくば2016開催の年でした。開催前に大阪の森ノ宮医療学園専門学校に立ち寄っていただきました。

その折に日本伝統鍼灸特有の鍼法である小児はりを指導させていただきました。

ヴァレリオ先生は小児はりのテクニックをすぐに理解され、私の小児はりを真似て見せてくれました。

そして、2018年にヴァレリオ　リマ先生は、ゴイアニアの学校の生徒さんたちを連れて、日本伝統鍼灸の研修に来日されました。

また、その前後、ヴァレリオ　　リマ先生は毎年のように日本を訪れ、日本の名だたる鍼灸師を訪ね、日本の伝統鍼灸の真髄を修得されたようです。

また、鍼灸だけでなく、出羽三山の修験道の修行にも何度となく参加されていると聞きました。ある日、修行の帰りに私を訪ねてくれました。先生は私に銅製のテイシンを膝に当ててくれました。ヒビキが電撃のように足の拇趾まで伝わったのを今でも思い出します。修験道修行の直後の並外れた集中力が為せる技だと感心しました。

現代の日本鍼灸を歴史的、文化的、精神的側面から俯瞰的に概説された本書は、

日本人の世界観や魂を言葉だけでなく、身をもって体得された先生だからこそ著すことができたと拝察します。ブラジルの方たちだけでなく、日本人も含め、世界の鍼灸師に読んでいただきたいと心より願います。

日本小児はり学会　会長　井上悦子

Encontrei-me com o Sensei Valério Lima pela primeira vez em 2016, na WFAS Tóquio/Tsukuba 2016. Antes do evento, ele visitou a Escola de Medicina de Morinomiya, em Osaka.

Nessa ocasião, ministrei um curso exclusivo para ele de Shonihari, acupuntura pediátrica, uma técnica especial da acupuntura tradicional japonesa.

O Sensei Valério compreendeu imediatamente a técnica da acupuntura pediátrica e mostrou-me como reproduzia fielmente a minha técnica.

Então, em 2018, o Sensei Valério veio ao Japão com um grupo de estudantes brasileiros da Kangendô, visando aprender a acupuntura tradicional japonesa.

O Sensei Valério viaja ao Japão todos os anos, visitando acupunturistas japoneses de renome e adquirindo a essência da acupuntura tradicional japonesa.

Além da acupuntura, sei também que ele participa das práticas ascéticas do Shugendo, nas três montanhas sagradas de Dewa. Um dia, ele visitou-me quando regressava do seu treino, tratou-me usando um teishin de cobre no meu joelho, ainda me lembro de como o hibiki (uma espécie de choque elétrico) desceu até ao meu dedão do pé. Fiquei impressionada com o extraordinário poder de concentração que ocorre após o treinamento do Shugendo.

Este livro descreve a moderna acupuntura e moxabustão japonesa a partir de aspectos históricos, culturais e espirituais, sob uma perspectiva integral.

Creio que esta obra só poderia ter sido escrita por um professor que tivesse uma experiência direta e íntima da visão do mundo e do espírito do povo japonês e não apenas de suas palavras.

Espero sinceramente que os praticantes de acupuntura e moxabustão em todo o mundo, incluindo japoneses, leiam este livro.

Etsuko Inoue

Presidente da Sociedade Japonesa de Acupunctura Pediátrica

Tradução: Megumi Yoshida

Prefácio

Felip Caudet Muy comúnmente en occidente, el **término** japonés sensei (先生) es traducido limitando sustancialmente el poder que contiene. La traducción **más** común, entre los que de alguna manera han tenido contacto con la cultura japonesa, es la de 'maestro'. Aunque su traducción más exacta es ligeramente diferente. Sensei es aquella persona que llegó (que nació) antes que otro, y por tanto, goza de una experiencia previa que le otorga la ansiada sabiduría. El concepto mismo deja claro que la sabiduría es un camino y no un estado. Un camino que puede hacer todo el mundo. Debe ser recorrido partiendo de un punto para llegar a otro.

Aunque es cierto que este camino puede ser recorrido por todos los que estén interesados, no todos comprenden el precio a pagar. Es recomendable que alguien que 'llegó antes' nos acompañe en las primeras etapas ya que así resultará menos arduo nuestro camino. Establecer las bases de la sabiduría es construir los cimientos del camino de cada uno. Durante años Valerio Lima ha dedicado su vida a recorrer su camino y así poder llevar la sabiduría adquirida a muchas otras personas. Una labor encomiable porque de esta manera se cura el mundo y se permite a muchos otros hacer su camino propio.

La relación de Brasil con Japón resulta histórica con la llegada de la primera migración japonesa en 1908. Los emigrantes japoneses llegaron con muy poco, materialmente hablando, aunque su cultura viajó con ellos. Entre esos aspectos culturales que traían consigo mismos, los recursos de medicina popular. Entre estos la moxibustión que era practicada comúnmente en su país de origen. Sus costumbre y hábitos fueron difícilmente aceptados. A razón de uma climatología semejante a la región de Kyushu (Japón) la moxa conocida como Yaito no Wa (moxibustión en clima tropical) se adaptó y evolucionó como práctica entre los japoneses. La mujeres solían aplicarla a sus maridos tras las largas jornadas de trabajo en en los campos de café. Desafortunadamente más tarde esa práctica sería perseguida al no ser comprendida.

Aquellos conocimientos quedaron escondidos y subyacentes durante años en aquella comunidad quedando relegados a la privacidad **más** estricta de las familias. Pese a las dificultades que aquellos emigrantes sufrieron, algunos descendentes se interesaron por esse antiguo legado. Posteriormente, hacia los años 70 empezaron a abrirse las comunidades de japoneses y comenzaron a mezclarse con los brasileños de origen. Durante años las familias de japoneses traerían consigo conocimientos y practicas reconocidas, ya legalmente, como las artes marciales, la acupuntura y la moxibustión. La cultura japonesa pasó a ser aceptada en um marco histórico completamente diferente. Estas realidades proliferaron en un país ávido de aprender, resultando en un interés cada vez más grande.

En el S.XXI se está viviendo un fenómeno de popularización de la cultura japonesa alrededor del mundo. En Brasil, prueba de ello es la fervorosa actividad que vive actualmente el barrio japonés de Liberdade en la ciudad de **São** Paulo.

El trabajo realizado por Valerio Lima aporta un plus en este crecimiento. Abre las puertas a prácticas acupunturales escasamente conocidas en occidente y permite a las nuevas generaciones de brasileños y brasileñas aprender los antiguos artes de cura japoneses.

Un concepto muy profundo que debe conocer quien inicia el camino japonés, es el concepto de Yamato Damashii (**大和魂**). Yamato Damashii podría traducirse por el 'espíritu de la harmonía' y hace alusión al antiguo espíritu de Japón como pueblo, la quinta esencia de lo que se considera Japón y su gente. Comprender este concepto es comprender el porqué de su visión del mundo y su comportamiento en relación a este. La superación ante las adversidades del camino, la consciencia de grupo y la sensibilidad con la vida son expresadas en este concepto. El camino espiritual comporta también estos conceptos como aspectos básicos para realizarlo.

Este libro transpira este concepto por varias razones pues expresa la superación para realizar un camino de aprendizaje, para nada fácil, con un punto culminante y transformador en la ascensión a una montaña sagrada. Otro aspecto que hace este libro muy interesante es la información que contiene sobre el mundo japonés de la acupuntura y la moxibustión. Estas prácticas, originadas en China, fueron 'japonificadas' a lo largo del tiempo imprimiendoles el carácter y la sensibilidad japonesas. De esta manera alcanzaron otro nivel de eficacia y desarrollaron nuevos caminos en la comprensión de su naturaleza.

Este libro nos lleva a viajar junto a Lima en su viaje de crecimiento, y nos descubre las bases conceptuales de la práctica de la acupuntura y la moxibustión japonesas. Tras contextualizar la acupuntura en Japón, conceptos como ki, ketsu, sui, doku, oketsu y jaki son expuestos para la comprensión del que se inicia pues resultan fundamentales en este arte.

El lector vivirá la transformación de Valerio a través de las experiencias vividas y las elecciones hechas. El valor de esta transformación, especialmente espiritual y a través de un despertar lleno de intensidad, es narrado con pasión por el propio Lima. Tras años de práctica y habiéndose iniciado en diferentes artes, se enfrenta así mismo en la práctica del Shugendo y logra dar el salto. Deja de 'practicar terapias' para pasar a otro nivel superior, vivir el arte de curar. Y ahí es donde el camino adquiere otro sentido.

Toda gran historia tiene un protagonista que crece a cada paso, y una misión. Y esta es uma gran historia. En este caso, la lectura de esta obra deja claro ambos aspectos, y abre uma ventana para explorar el espíritu de Japón.

Junio 2023

Felip Caudet

Fisioterapeuta e Moxibustor.

No Ocidente, o termo japonês "sensei" (先生) é traduzido, mas, sem transmitir conceitualmente o poder que ele contém. A tradução mais comum, entre aqueles que de alguma forma tiveram contato com a cultura japonesa, é a de 'professor'. Embora sua tradução mais exata seja um pouco diferente. Sensei é aquela pessoa que chegou (que nasceu) antes da outra, assim quem "chegou" antes, usufrui de uma experiência anterior que lhe confere a tão esperada sabedoria. O próprio conceito deixa claro que a sabedoria é um caminho e não um estado. Um caminho que todos podemos fazer. Deve ser percorrido partindo de um ponto para chegar a outro. Embora seja verdade que este caminho pode ser percorrido por todos os interessados, nem todos compreendem o preço a pagar. É recomendável que alguém que 'chegou antes' nos acompanhe nas primeiras etapas, pois isso tornará nossa jornada menos árdua. Estabelecer as bases da sabedoria é construir os fundamentos do caminho de cada um. Há anos Valério Lima dedica sua vida a trilhar seu caminho e assim poder levar a sabedoria adquirida a muitas outras pessoas. Uma tarefa louvável porque assim o mundo é curado e muitos outros podem fazer o seu próprio caminho.

A relação do Brasil com o Japão torna-se histórica com a chegada da primeira migração japonesa em 1908. Os emigrantes japoneses chegaram com muito pouco, materialmente falando, embora sua cultura os acompanhasse. Dentre esses aspectos culturais que trouxeram consigo, os recursos da medicina popular. Dentre elas a moxabustão que era comumente praticada em seu país de origem. Seus costumes e hábitos eram dificilmente aceitos. Devido a um clima semelhante ao da região de Kyushu (Japão), a moxa conhecida como Yaito no Wa (moxabustão em clima tropical) se adaptou e evoluiu como prática entre os japoneses. As mulheres costumavam aplicá-lo aos maridos após longas jornadas de trabalho nas lavouras de café. Infelizmente, esta prática seria perseguida por não ser compreendida.

Aqueles conhecimentos permaneceram ocultos e latentes durante anos naquela comunidade, sendo relegado à mais estrita privacidade das famílias. Apesar das dificuldades por que passaram aqueles emigrantes, alguns descendentes interessaram-se por aquele antigo legado. Mais tarde, por volta da década de 1970, as comunidades japonesas começaram a se abrir e elas começaram a se misturar com os brasileiros de origem. Durante anos as famílias japonesas trariam consigo conhecimentos e práticas reconhecidas, já legais, como artes marciais, acupuntura e moxabustão.

A cultura japonesa passou a ser aceita em um quadro histórico completamente diferente. Essas realidades proliferaram em um país ávido por aprender, resultando em um interesse crescente.

No século XXI, um fenômeno de popularização da cultura japonesa está ocorrendo em todo o mundo. No Brasil, prova disso é a intensa atividade que se desenvolve atualmente no bairro japonês da Liberdade, na cidade de São Paulo.

O trabalho realizado por Valério Lima contribui para esse crescimento. Abre as portas para práticas de acupuntura pouco conhecidas no Ocidente e permite que as novas gerações de brasileiros e brasileiras aprendam as antigas artes curativas japonesas.

Um conceito muito profundo que quem inicia o caminho japonês deve conhecer é o conceito de Yamato Damashii (**大和魂**). Yamato Damashii poderia ser traduzido como o 'espírito da harmonia' e refere-se ao antigo espírito do Japão como povo, a quintessência do que é considerado o Japão e seu povo. Compreender esse conceito é entender o porquê de sua visão de mundo e de seu comportamento em relação a ele. A superação das adversidades do caminho, a consciência de grupo e a sensibilidade para a vida se expressam neste conceito. O caminho espiritual também inclui esses conceitos como aspectos básicos para realizá-lo.

Este livro emite este conceito por várias razões, por expressar a superação de realizar um percurso de aprendizagem, nada fácil, com ponto culminante e transformador na subida a uma montanha sagrada. Outro aspecto que torna este livro muito interessante são as informações que ele contém sobre o mundo japonês da acupuntura e moxabustão. Essas práticas, originárias da China, foram 'japonificadas' ao longo do tempo, conferindo-lhes o caráter e a sensibilidade japonesa. Desta forma, atingiram outro patamar de eficácia e desenvolveram novos caminhos na compreensão de sua natureza.

Este livro nos leva a uma viagem com Lima em sua jornada de crescimento e nos revela as bases conceituais da prática da acupuntura e moxabustão japonesas. Após contextualizar a acupuntura no Japão, conceitos como ki, ketsu, sui, doku, oketsu e jaki são expostos para o entendimento do iniciante por serem fundamentais nesta arte.

O leitor vivenciará a transformação de Valério por meio de suas experiências e das escolhas que fez. O valor dessa transformação, principalmente espiritual e por meio de um despertar cheio de intensidade, é narrado com paixão pelo próprio Lima. Após anos de prática e tendo se iniciado em diferentes artes, ele se depara com a prática do Shugêndo e consegue dar o salto. Pare de 'praticar terapias' (para ir para um nível superior), viva a arte de curar. E é aí que o caminho ganha outro sentido.

Toda grande história tem um protagonista que cresce a cada passo, e uma missão. E esta é uma grande história. Neste caso, a leitura desta obra esclarece ambos os aspectos e abre uma janela para explorar o espírito do Japão.

Felipe Caudet
Fisioterapeuta e Moxabustor.

Tradução – Jorge Luís Floretta Santander

Em memória de Antônio Augusto Cunha e Katsumi Ishihara

Agradecimentos

"Se quer ir rápido, vá sozinho. Se quer ir longe, vá em grupo".

Provérbio Africano

Esse provérbio africano resume bem o desenvolvimento desta obra, foram anos de estudo, aprimoramento e dedicação de inúmeras pessoas para que se tornasse possível, como diz outro ditado popular: "uma andorinha só não faz verão".

Talvez as palavras sejam insuficientes para manifestar a profunda gratidão que tenho por todos os que, direta ou indiretamente, influenciaram e contribuíram nesta criação.

Primeiramente, gostaria de agradecer aos meus genitores, que moldaram as minhas bases e abriram caminho para o meu desenvolvimento.

Ao meu pai devo meu aperfeiçoamento intelectual, pois, ao despertar para a leitura, tinha em nossa casa uma enorme biblioteca dos mais variados assuntos e temas. Trata-se de um leitor assíduo, possuindo proeminente habilidade na escrita e oratória e, quando atuava como advogado criminalista, frequentemente levava o júri à comoção. Sua frequente resiliência diante das intempéries da vida, me motivou a persistir mesmo diante das dificuldades.

Minha mãe, uma mulher batalhadora, dona de uma alma iluminada, sempre a serviço da humanidade, foi através dela que despertei para o cuidado com o outro, conhecimento e desenvolvimento espiritual.

Este livro é fruto da instrução e ensinamento de todos os mestres e professores que passaram pelo meu caminho ao longo de mais de duas décadas dedicadas à medicina oriental, a eles minha profunda gratidão, em especial ao sensei Antônio Augusto Cunha, o grande responsável por me iniciar na acupuntura e moxaterapia japonesa.

Não posso deixar de agradecer a duas pessoas que foram peças fundamentais na produção desta obra, a minha querida amiga jornalista, Lourdes Souza, que participou da produção da primeira etapa deste livro, dando sua preciosa contribuição.

E a minha amada esposa, Lívia Martins de Abreu, que além de ser a revisora desta obra, sempre esteve comigo nos momentos difíceis e felizes, apoiando-me e auxiliando-me em todos os meus projetos.

A minha querida filha Aika, que sempre encheu a minha vida de carinho, alegria e amor.

Em especial, a todos os meus pacientes e alunos espalhados pelo Brasil e pelo mundo!

Introdução

Bem-vindo a este livro, que propõe uma viagem pela senda da acupuntura japonesa. Aqui terá a oportunidade, não só de mergulhar no universo da acupuntura e cultura japonesa, bem como, seguirá comigo por todo percurso que trilhei ao longo de anos para beber da fonte inesgotável que emerge das terapias japonesas. Este livro propõe-se a ser um guia, tanto para quem é acupunturista, quanto para aquele que almeja tornar-se um.

Ser acupunturista é, notoriamente, uma nobre profissão, é uma atividade que impacta fortemente na existência de quem a prática, assim como daqueles que usufruem de suas benesses. Basta ver a transformação que ela produz na vida das pessoas que sofrem de dores crônicas, doenças psicoemocionais, problemas gástricos severos. Em minha percepção, a satisfação obtida pelo acupunturista ao auxiliar com suas técnicas um paciente, livrá-lo de uma crise paralisante de dor ou, até mesmo, resgatá-lo do poço profundo e escuro de uma depressão, talvez seja equivalente à sensação de um médico plantonista numa emergência, que cumpre o seu dever ao salvar vidas. Costumo dizer que, nada pode retribuir a satisfação de conseguir resgatar a saúde de uma pessoa, seja física, mental ou emocional.

Ao longo desta nossa jornada, apresentarei as mais refinadas e variadas técnicas, estilos e métodos efetivos, utilizados para tratar as diversas patologias tanto do corpo quanto da mente.

Desejo que possa aproveitar intensamente este conteúdo, e que ele possa participar no seu desenvolvimento como terapeuta e acupunturista. A minha missão é transmitir um conhecimento que realmente faça diferença na vida das pessoas.

Inicialmente, gostaria de expor parte da filosofia que norteia a essência da acupuntura japonesa, são princípios basilares da filosofia oriental, no qual, por exemplo, me inspirei para criar o nome da minha escola, Kangendo, que significa: "caminho de volta para casa" ou "caminho de volta à origem". A expressão significa tanto a volta ao estado natural de equilíbrio e harmonia, quanto o retorno à essência da medicina oriental.

A importância da Acupuntura Japonesa na Atualidade

Desde a sistematização da acupuntura na China, há mais de dois mil anos, a acupuntura, a sociedade e o ser humano vêm passando por profundas transformações.

O estilo de vida da antiguidade e o dos tempos modernos são muito díspares. O modo de vida ancestral era mais voltado à natureza e ao campo, o trabalho era majoritariamente braçal, havia um contato profundo entre o homem e o meio ambiente; nos tempos modernos, o trabalho é predominantemente intelectual, a maioria das pessoas reside nas grandes cidades e há uma forte dependência dos meios de comunicação. Tais fatores implicam drasticamente na forma do ser humano se relacionar com o outro, com a natureza e consigo mesmo. Diante disso, as doenças que acometiam os indivíduos no passado mudaram, uma vez que o ser humano mudou. E com essa transformação, as patologias que no passado eram mais infectocontagiosas e fisiológicas, tornaram-se mais relacionadas ao estilo de vida e aos aspectos mentais e emocionais, como: diabete, hipertensão, estresse, ansiedade, depressão, síndrome do pânico, dentre outras.

Na antiguidade, como o homem executava o trabalho braçal, ele mantinha uma estrutura física muito diferente da estrutura construída presentemente dentro dos escritórios e das academias. O corpo do trabalhador era mais esguio, firme e com músculos em harmonia e, ao mesmo tempo, conseguia suportar mais horas de trabalho pesado, vez que, desde tenra idade, era treinado para isso. O esforço físico do trabalho forjava uma estrutura diferente da que se consegue hoje nos treinos de hipertrofia.

O homem do passado era mais conectado com a natureza, vivia a maioria do tempo ao ar livre, pautava a existência em seus ciclos, observando as alterações naturais, seguia os fluxos das marés, as fases lunares, as estações do ano... já os seres humanos modernos estão enclausurados dentro de casas, escritórios, shoppings, fábricas, trabalham mais a mente do que o corpo, o que traz impacto na sensibilidade e no campo energético.

Em decorrência dessa mudança sensorial, houve uma alteração no que diz respeito à necessidade de estímulos, outrora, os tratamentos exigiam de estímulos mais fortes, agulhas mais grossas e técnicas que trabalhassem mais a parte corpórea, física e neuromuscular. Em sentido oposto, o homem moderno desenvolveu uma maior sensibilidade emocional e mental, a parte energética tornou-se proeminente em relação à física. Atualmente, as pessoas não suportam sentir dores, principalmente às empregadas pelas agulhas, os estímulos devem ser suaves e gentis, mais energéticos.

Por isso, ao longo dos últimos mil anos, a acupuntura no Japão foi se adequando a tais mudanças energéticas e patológicas, pois as doenças de hoje transformaram-se na mesma medida que os seres humanos. Os mestres, praticantes da acupuntura japonesa, perceberam que, estímulos sutis de inserção e as técnicas de agulhas de contato produzem efeitos mais apropriados para a sociedade moderna do que os métodos antigos da China, que preconizam inserções profundas e manipulações que estimulam o *deqi*, um estímulo neuromuscular e energético, oriundo da inserção e manipulação das agulhas no corpo, normalmente sentido como um choque.

A acupuntura praticada no Japão orienta-se cada vez mais para o campo sutil, com técnicas que simplesmente tocam uma agulha de contato (teishin) em um ponto, produzindo um efeito em todo o sistema energético e no organismo.

Por esses e outros motivos, ouso a dizer que a acupuntura japonesa será a mais praticada no mundo nas próximas décadas, pois, além de ser uma evolução da técnica praticada na China, é a mais adaptada à contemporaneidade, tendo em vista que seu tratamento atinge não só a parte física e energética, mas os estados mentais e emocionais de desequilíbrio.

Meios de Reduzir os Adoecimentos nos Tempos Modernos

A meu ver, o que precisa para se ter mais saúde é reconectar-se com a natureza, conceito que não significa tão somente o meio-ambiente, mas também a essência do ser. É necessário restabelecer esse vínculo que vem sendo perdido ao longo do desenvolvimento social e geográfico.

Dentro da filosofia japonesa há uma forma de reconexão com a natureza, o treinamento *yamabushi*. Trata-se de um meio de recuperação da conexão homem-natureza, por isso que todos os anos eu vou para o Japão realizá-lo nas montanhas sagradas e, nos últimos tempos, tenho realizado também (com grupos) no Brasil. A filosofia *yamabushi* estimula seus adeptos a observarem a natureza, faz com que nos sintamos integrados às montanhas, pedras, plantas, cachoeiras, mares, enfim, à toda e qualquer manifestação de vida. Isso produz um estado de consciência, quietude, tranquilidade e pertencimento. Afinal, o ser humano é uma parte da natureza, personificada.

No Japão, fala-se que as almas dos mortos retornam para as montanhas, por isso os adeptos da filosofia *yamabushi*, ao subirem no topo de uma montanha, fazem uma oração como forma de homenagear aqueles que se foram.

O ritmo frenético do homem moderno produz uma necessidade premente de reabastecimento, é essencial que façamos rupturas, mesmo que pequenas, com a rotina estressante. Ainda que seja por pouco tempo, ao menos um final de semana, é importante desvencilhar-se do movimento caótico das cidades. Viajar para o interior, fazendas, cachoeiras, praias ou ficar uma tarde no parque são importantes e salutares hábitos que devem ser adotados por aqueles que desejam uma vida mais saudável. Ao observar a natureza, observa-se a si e ao outro. A contemplação da natureza é uma atividade silenciosa, não intelectual e, através dela, começa-se a desenvolver o "sentir". O "sentir" ultrapassa o intelecto.

O mestre Hoshino, que pertence a 13° geração de *yamabushis*, da região de Yamagata - Japão, com quem eu pratico *Shugendô* desde 2016, orienta que todos os terapeutas devem subir a montanha, passar algum tempo em contato com a natureza, para poderem aprimorar o "sentir", vez que o trabalho do terapeuta é perceber o paciente, avaliar o melhor tratamento para cada caso. Compreender o estímulo adequado é conectar-se no paciente, quando nos refugiamos na natureza por um período, aguçamos a nossa capacidade natural de percepção. O "sentir" na visão japonesa é o despertar, conectar-se com o que chamam *Kokoro*, que é exatamente a mente e o coração uníssonos, a razão e a emoção fundidas, sem separação, sem dualidades. E usar disso é captar a essência e conectar-se ao paciente, utilizando-se do que é primordial ao caso, criando uma terapêutica personalizada e específica àquele ser, traduzindo-se efetivamente em mediador e catalisador da capacidade natural e inata de autocura que todos nós trazemos em nosso âmago, essa é a única e essencial missão dos terapeutas, ser um catalisador da capacidade inata de cura daquele que está doente.

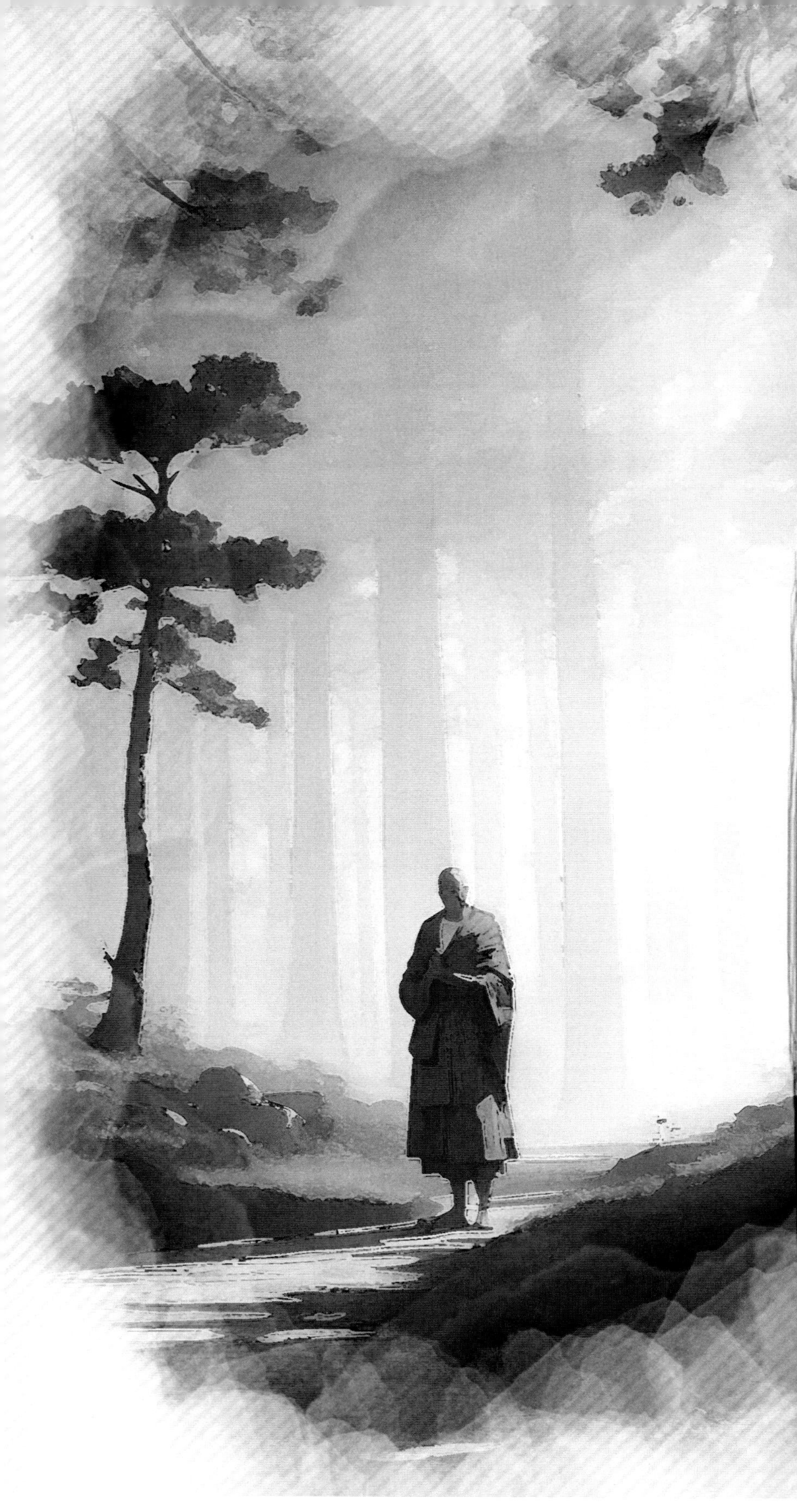

ブラジルの山伏

O Yamabushi Brasileiro

O *shugend*ô é uma prática espiritual genuinamente japonesa, fruto das características naturais daquele país e povo. O Nihon, como é conhecido o Japão, é um país de catástrofes, terremotos, acidentes nucleares; o povo japonês teve que aprender a lidar com as intempéries. Tais adversidades, ao invés de afastá-los da natureza, fez com que o povo japonês não só a respeitasse, como também buscasse integrar-se à natureza presente. O *shugend*ô é uma consequência desse comportamento, especialmente por combinar as tradições espirituais importadas de outros locais, como o budismo, taoismo e as tradições nativas deste lugar, como o xintoísmo (*ko shin to)* e as práticas de escalada, subida às montanhas (*sangaku shinko*). As montanhas são consideradas o útero materno.

As práticas ascéticas do *shugendô* falam de morte e renascimento, não exatamente a morte física, mas espiritual, a morte do ego. Ao subir e descer a montanha e passar por essa vivência, ocorre um renascimento espiritual simbólico. Durante a experiência, são impingidas ao praticante algumas condutas severas como: ficar dias sem tomar banho, alimentar-se de forma muito regrada, dormir um número diminuto de horas, entrar em uma sala com fumaça picante, que arde os olhos e a garganta - simulando um sufocamento (para purificação), entoar mantras nos santuários sagrados, meditar e, em algumas ocasiões, tomar banhos nas cachoeiras gélidas das montanhas.

Na região onde me iniciei no *shugendo,* ficamos sete dias realizando a prática, peregrinando entre as três montanhas da região de Dewa San Zan, Haguro, Gassan e Yudono em Yamagata, levamos nosso corpo e a mente à exaustão. Neste momento, entramos numa comunhão com o grupo e com a natureza, especialmente porque o ego já não está mais no comando, as vontades e os desejos são subjugados. Existe um termo na filosofia *yamabushi* que resume bem isso, *oketamo* – que significa "eu aceito" (eu aceito aquela condição). O aceitar contido na expressão não é uma passividade, trata-se de deixar o ego de lado e se reconectar à essência, com o que é mais importante, a natureza. Eu entendo o "eu aceito" como um estado de neutralidade que deve ser buscado incessantemente, pois é o requisito basilar para se tornar um bom terapeuta, vez que o terapeuta é, antes de tudo, um mediador entre a natureza e o indivíduo que adoeceu; exatamente porque se desviou, se afastou, não só da natureza externa, mas também da sua própria natureza.

É com um estado de neutralidade que o terapeuta consegue acessar, perceber e atuar de forma muito particular e pessoal, dando os estímulos e utilizando as técnicas necessárias para que o corpo do paciente retorne ao estado natural de equilíbrio e harmonia. Quase todos os anos eu me dirijo às montanhas de Dewa San Zan e, em algumas ocasiões, sozinho, para fazer o tradicional treinamento de sete dias, realizado no outono; em outros momentos vou com grupos de brasileiros e de estrangeiros, encontrar o meu mestre, Sendatsu Fumihiro Hoshino, para empreender o treinamento de três dias. Tenho levado grupos de alunos para essa prática, comecei a fazê-lo quando um dia, em cima da montanha, o Sendatsu me disse: "todos os terapeutas deveriam fazer, pelo menos uma vez ao ano, o treinamento *yamabushi*" ao perguntar o porquê, o Sendatsu respondeu que: "ao longo do trabalho, por mais que esteja em um estado neutro, o qual é o estado ideal a ser mantido, sem o desejo de curar o outro, sem apego, sem intenção, mesmo assim trabalhamos utilizando parte da nossa energia vital, naturalmente estamos doando o nosso tempo para a cura do outro". Em razão disso, torna-se fundamental para quem trabalha com terapias restabelecer a sua própria energia vital e, como pude comprovar, não existe lugar melhor para essa finalidade do que as montanhas e cachoeiras. No Brasil, viajo constantemente para a Serra dos Pireneus e Chapadas Diamantina e Guimarães para me reabastecer. Curiosamente, sempre que vou ao Japão participar dos treinamentos, percebo que pelo menos um terço dos *yamabushis* presentes são terapeutas ou praticantes de artes marciais. A palavra *shugendo* significa: o caminho para despertar as capacidades latentes, a força espiritual presente em cada um.

A cada treinamento, apesar de exaustivo, devido às práticas ascéticas realizadas, é nítida a percepção que saímos mais fortes, tranquilos e energizados, isso tem me estimulado a levar pessoas para participar desses eventos no Brasil e no Japão, principalmente os terapeutas.

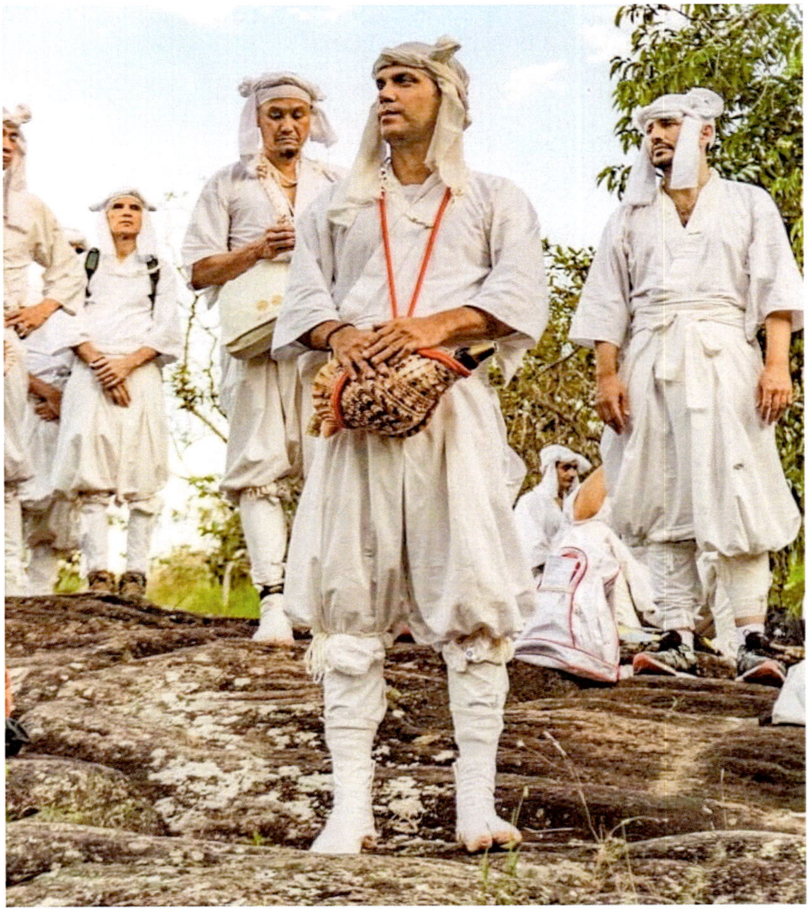

Treinamento Yamabushi, Serra dos Pireneus, Pirenópolis

Experimente quando estiver cansado, exausto ou mesmo deprimido, subir uma montanha, sentar por uns minutos e respirar. A subida é um teste para nossos limites, muito útil para nos retirar da contínua zona de conforto que, em geral, nos mantemos. Fortalecemos o nosso estado de superação, pois, apesar de subirmos a montanha em grupo, a grande lição que temos no *shugendô* é um desafio e luta contra nós mesmos. E essa luta não é travada contra o corpo, mas com a mente.

Uma experiência marcante foi o meu primeiro treinamento yamabushi no Japão. Há muitos anos, após passar por várias tradições espirituais, como: seicho no ie, zen budismo, budismo tibetano, xamanismo, sentia que a prática espiritual que realmente me conectaria à natureza e ao sagrado estaria no Japão. Eu sentia que precisava ir até lá realizar um treinamento, mas não sabia do que se tratava. Ao pesquisar as práticas que o Mikao Usui (criador do reiki) realizou, tive a intuição que estaria relacionada às montanhas e cachoeiras. Pouco a pouco, fui descobrindo que o treinamento que buscava se chamava *shugendô*. Com o advento das redes sociais, em especial o Facebook, comecei a pesquisar por mestres praticantes, tais indivíduos são conhecidos por *yamabushis* (o guardião da montanha). Trata-se de uma antiga classe de guerreiros e sacerdotes iniciada ainda no período medieval japonês. Meu mestre costuma dizer que o *yamabushi* é o cachorro da montanha, aquele que vive largado sem o conforto de um lar, uma alusão aos *yamabushis* que deixam o conforto da sociedade moderna para viver dias de isolamento e austeridade em meio às montanhas.

Eu costumo dizer que todas as pessoas, ou pelo menos as que vivem em grandes cidades, deveriam ter momentos de integração com a natureza, longe da internet e da comodidade das grandes metrópoles, onde tudo é fácil e de rápido acesso. Com a modernidade, a vida se tornou muito confortável, favorecendo o ócio desnecessário. De certa forma, isso enfraqueceu a nossa sociedade, deixando-nos suscetíveis a sofrer à frente das menores adversidades. Não suportamos pequenas contrariedades, frustrações, decepções amorosas, de alguma maneira os confortos da modernidade enfraqueceram o nosso espírito e mente. O treinamento *yamabushi* trabalha exatamente no fortalecimento da mente, espírito e corpo.

Mesmo não sabendo profundamente do que se tratava, eu iniciei a busca por um mestre que pudesse me iniciar na prática. Em minhas conversas com o sensei Antônio Augusto Cunha, falava constantemente sobre meu desejo em realizar o treinamento. Certa vez, ele chegou a entrar em contato com um dos sócios de uma famosa loja de acupuntura no Brasil, pois como ele era japonês, conhecia muitas pessoas e, talvez, conhecesse alguém com quem eu pudesse estudar. Curiosamente, a forma pela qual consegui entrar em contato com aquele que seria o meu mestre *yamabushi*, ocorreu através das redes sociais, mais precisamente pelo Facebook. No período que estava prestes a realizar minha primeira viagem ao Japão, eis que se apresenta na tela do meu notebook a imagem de um mestre, era o Sendatsu Fumihiro Hoshino, um dos poucos mestres do *shugendo* que treina ocidentais, não hesitei e prontamente enviei uma mensagem demonstrando o desejo de poder realizar um treinamento *yamabushi*. Ele me respondeu e me colocou em contato com seu assistente e coordenador dos grupos, assim começou a minha preparação para viajar ao Japão e participar do meu primeiro treinamento.

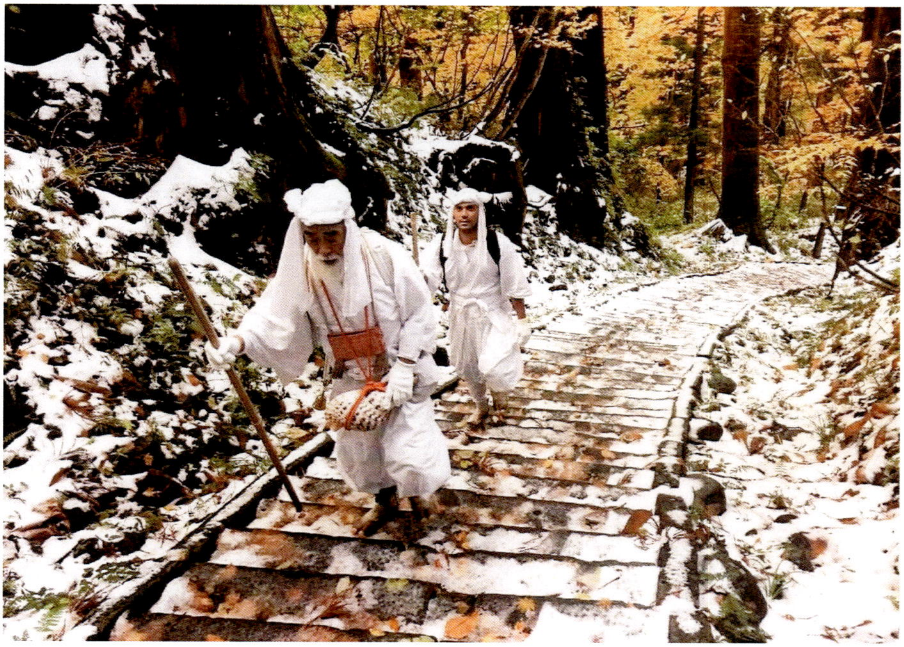

Treinamento yamabushi, monte Haguro

Quando cheguei ao Japão em 2016, era final do outono e início do inverno. Neste período, as principais montanhas da região de Dewa San Zan estão fechadas para os treinamentos prolongados, com exceção de Haguro, que é uma montanha com 1.358 pés (413,92 m) e 2.446 degraus de pedra. A escadaria que leva ao topo do monte é cercada por cedros, possui uma beleza incomensurável, sem contar a força espiritual que está presente no local, mesmo quem é pouco perceptivo consegue senti-la. Quando cheguei ao *dojo* do meu mestre não fazia ideia do que me esperava, apesar de já ter estudado um pouco do japonês ainda tinha muita limitação para me comunicar fluentemente, o inglês incipiente e o espanhol me ajudaram naquele período. O mestre Hoshino havia aberto uma oportunidade, conceder-me-ia um treinamento individual e exclusivo. Não é algo comum, ainda mais para um mestre que vem da 13ª geração de *yamabushis* e é reconhecido como um dos dez maiores mestres da atualidade na área. Eu não fazia ideia da honra que era receber esse treinamento e, apenas quando cheguei no *dojo,* percebi que se tratava de um treinamento individual, não em grupo, como pensara.

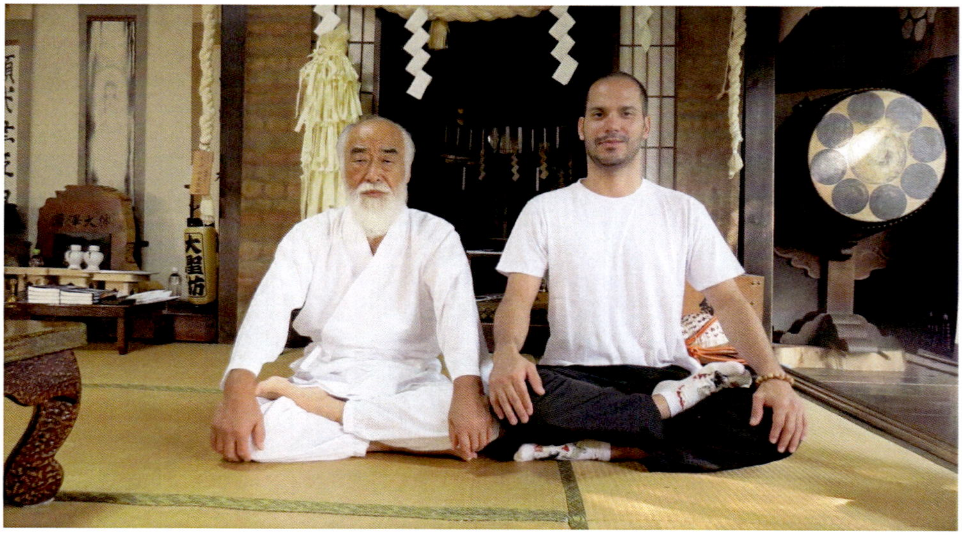

Daishobô dojo com o Sendatsu Hoshino

No primeiro dia, após chegar ao dojô, recebi os trajes que deveria utilizar durante os três dias de treino. Todas as vestes eram brancas, cor utilizada nas cerimônias mortuárias no Japão. Como explicado, o treinamento é uma prática de morte e renascimento e tudo começa nos primeiros detalhes.

Escalamos o monte Haguro vestidos de branco, o clima estava chuvoso e as escadarias pareciam não ter fim, apesar de praticar atividades físicas, subir uma montanha é bem diferente. O mais impressionante é ver um mestre com mais de 70 anos realizando a atividade com uma facilidade inigualável, é realmente uma experiência única vê-lo caminhar com a desenvoltura de uma criança. É dito que, para ter um bom desempenho no treinamento, basta simplesmente imitar o mestre, foi o que tentei fazer ao longo das nossas jornadas pelas montanhas. Aos poucos fui percebendo que se concentrasse a minha respiração no tanden (centro do abdômen), conseguiria chegar ao final da empreitada, assim o fiz e, quando vi o *tori*, no alto da montanha, me dei conta que tínhamos finalmente chegado. E lá chegando fomos a vários santuários, rezar e meditar, depois descemos, voltamos ao *dojô* e demos início às demais atividades. No treinamento descansa-se pouco, não há espaço para que a mente pense nas frivolidades. Você precisa estar o tempo todo em atenção plena, pois quando o *horagai* (a concha) toca, instrumento similar a um berrante, devemos estar prontos para alguma atividade (comer, andar, meditar). Comemos três vezes ao dia em pequenas quantidades, a comida é sempre a mesma, ao ficarmos tanto tempo sem comer, praticando atividades físicas, não importa o tipo de alimento que está sendo servido, o corpo anseia por ele.

O segundo dia, normalmente, é o momento mais rigoroso do treinamento. Como as principais montanhas estavam fechadas, fomos ao monte Kinbon, lá fui pego de surpresa, ao chegarmos ao sopé da montanha começou a nevar, eu nunca havia visto neve em minha vida e foi um misto de surpresa e alegria, mas sabia no meu íntimo que não seria fácil subir a montanha no frio intenso. Diferente de Haguro que tem os degraus, Kinbon é virgem e em alguns momentos é preciso escalar a montanha. Eu estava utilizando o jikatabi, a tradicional sapatilha *yamabushi*, toda em tecido e com apenas uma borracha embaixo. À medida que subíamos a montanha, as folhas caíam no chão e a neve se formava, congelando meus pés, fazíamos pequenas paradas nos santuários para meditar, mas meu corpo já estava exausto e lentamente fui percebendo que entrava em estado de hipoglicemia. Ao chegar bem próximo ao topo da montanha, meu corpo e minha mente exauriram-se, era como se faltasse energia, chamei o Tak, principal assistente do mestre, e disse que não aguentava mais; tinha frio, fome e estava fraco. O mestre, que já estava no topo da montanha, foi chamado e desceu, pelo que pude perceber iríamos comer apenas no topo, mas eu não conseguia mais, então o *Sendatsu* autorizou o Tak a me agasalhar, oferecer-me alimentos picantes e, gradativamente, a minha força vital voltou. Foi uma experiência que me marcou profundamente, sinto que passei pela morte e renascimento, pois a sensação era de desfalecimento. Após estar devidamente agasalhado e alimentado, subimos ao cume do monte Kinbon, meditamos e rezamos, tendo à frente a neve e o famoso monte Gassan, foi um momento mágico. Ao descer a montanha, apesar de sentir os pés levemente congelados, estava disposto e cheio de energia, como se nada tivesse acontecido. Descemos a montanha e retornamos ao *dojô* do mestre.

Foram três dias de treinamento. No último dia, subimos novamente o monte Haguro para participar das cerimônias realizadas dentro do santuário, após o meu primeiro contato com o treinamento *yamabushi*, voltei ao Brasil bastante mexido e transformado.

Mas antes de retornar, falei ao meu mestre o desejo de me tornar *yamabushi*, ele sugeriu que eu retornasse no próximo ano para o treinamento de sete dias na montanha.

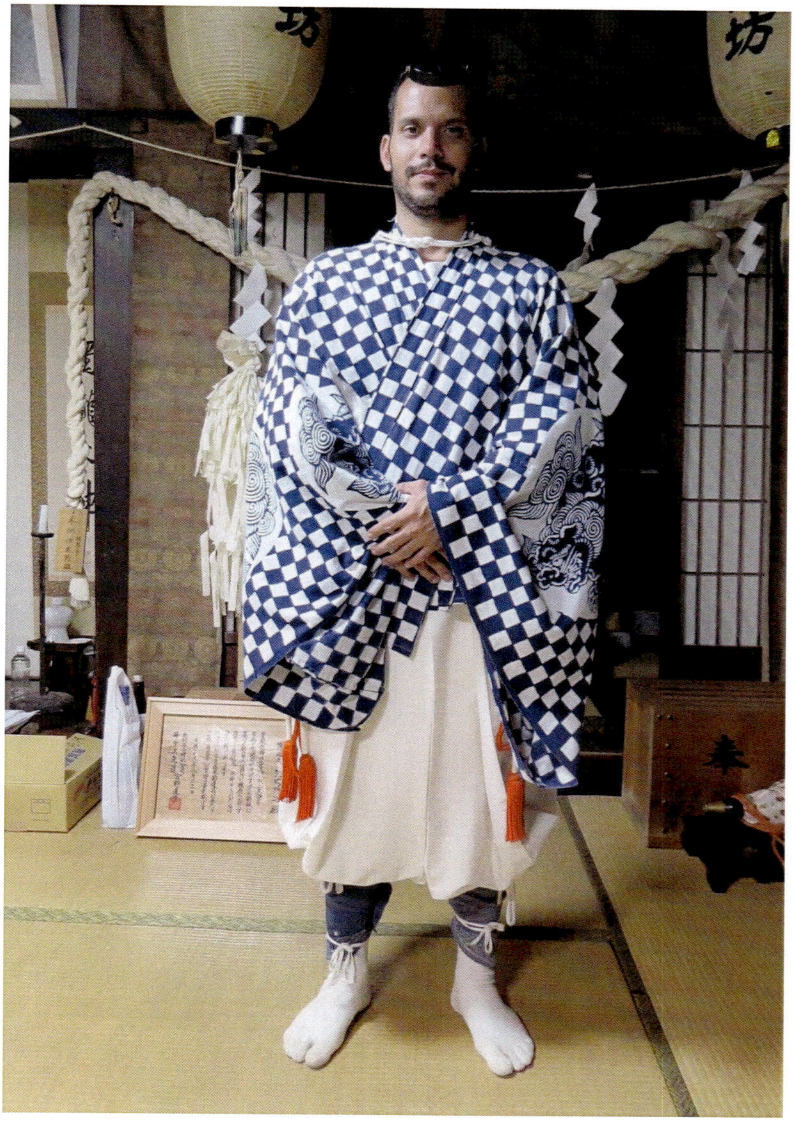

Daishobô dojo(Yamagata, Japão)

Voltei ao Brasil e fundei a Kangendô, mudei a minha vida e o meu destino e, um ano depois, estava de volta ao Japão para participar do tradicional treinamento de outono, com duração de sete dias, o *Aki No Mine*, onde me tornaria o primeiro *yamabushi* brasileiro, recebendo o nome japonês, *Chi Shu*, que significa: aquele que ensina com sabedoria.

鍼灸の旅

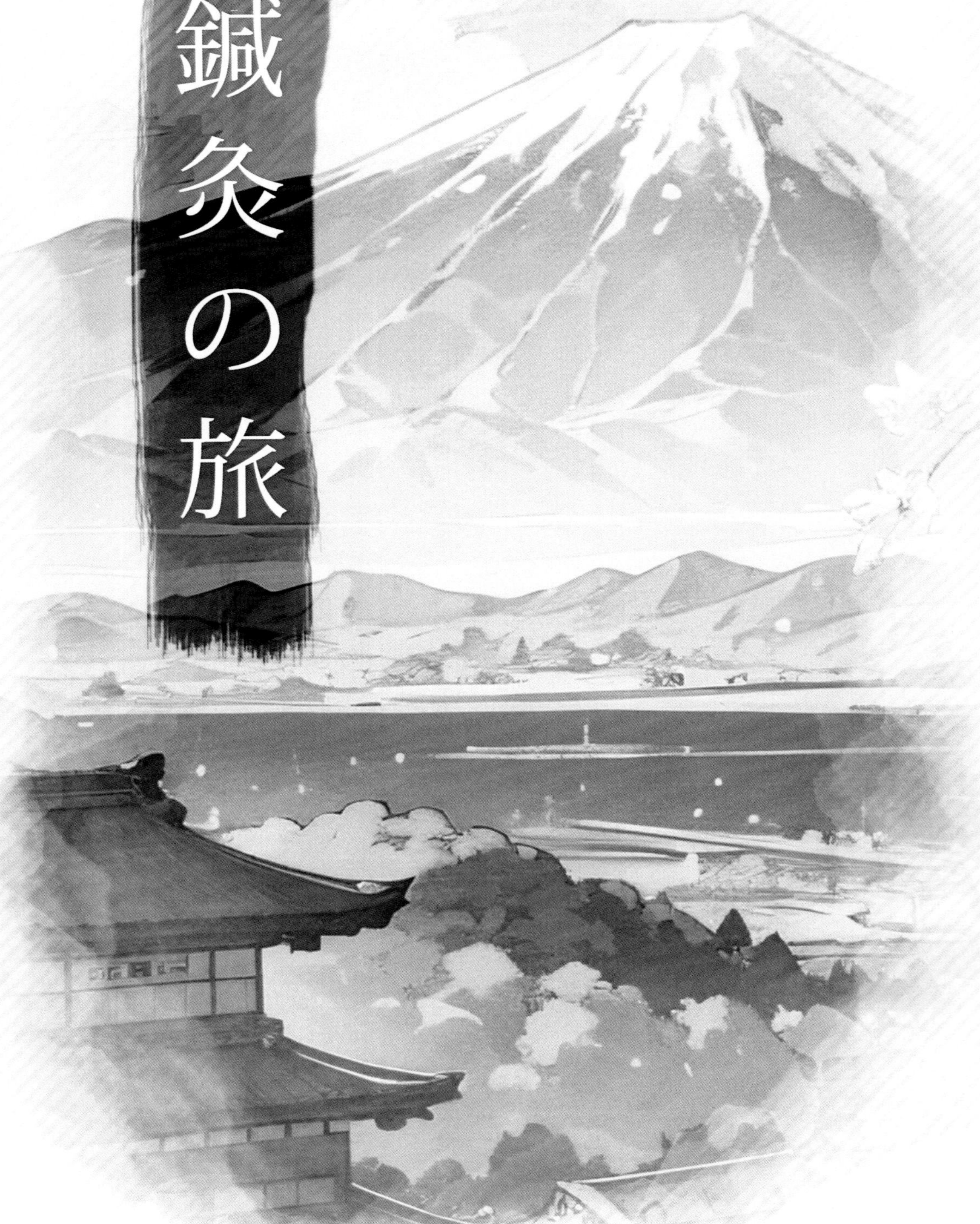

Minha Trajetória na Acupuntura

Minha jornada nas terapias orientais iniciou-se por volta de 1998, na cidade de Natal, Rio Grande do Norte, terra dos meus pais. Tive a grata oportunidade de ser apresentado às práticas corporais chinesas do Tai Chi Chuan e Chikung, através do meu primeiro professor, Flávio Ferreira, a quem nutro profunda gratidão por me apresentar às terapias orientais. Com ele pude dar os meus primeiros passos neste caminho, iniciando também os meus estudos no reiki e na massoterapia oriental.

Naquela época, por influência de minha mãe, que era praticante e entusiasta de uma filosofia japonesa conhecida por seicho-no-ie, tive minhas primeiras experiências místicas e energéticas, que foram profundamente transformadoras. Eu era um adolescente rebelde, especialmente entre os 15 e 18 anos, minha atenção estava voltada exclusivamente para o surfe e festas, sem contar as inúmeras confusões e brigas que eu costumeiramente me envolvia, meu interesse pelos estudos nesta época era quase inexistente. Percebendo a minha falta de direcionamento, minha mãe praticamente obrigou-me e a um dos meus irmãos, a viajarmos para um retiro da seicho-no-ie, na academia espiritual de Santa Fé, em Mata de São João - Bahia.

A experiência foi um grande marco em minha vida, pois voltei transformado deste retiro. Algo aconteceu comigo que não soube explicar, especialmente na cerimônia de encerramento, onde mais de cem pessoas oravam de mãos dadas ao redor de uma enorme fogueira, chamada de cerimônia do fogo, uma prática de purificação da mente e de gratidão aos pais e antepassados. Durante esta cerimônia me senti tomado por uma forte energia que entrou pelo topo da minha cabeça e estendeu-se pelas minhas mãos, nunca havia sentido algo semelhante até então. Neste momento, fui tomado por uma forte gratidão pela vida e senti um chamado em meu coração para ajudar as pessoas de alguma forma, sei que todo esse processo me levou ao encontro das terapias.

E foi em uma situação corriqueira, ao visitar uma amiga no hospital, que conheci meu primeiro professor, que por coincidência (eu não acredito em coincidências) estava cuidando da tia no quarto ao lado e, para minha surpresa, mais uma sincronicidade nos ligava, a academia e centro de terapias de sua propriedade eram a duas quadras de onde eu morava. Comecei a prática de tai chi e chikung, o que despertou em mim um profundo bem-estar, convenci meu professor a ministrar as suas aulas no cursinho pré-vestibular que eu fazia, o fato é que as terapias e as práticas de meditação favoreceram o meu êxito no vestibular.

Logo após iniciar meus estudos, na faculdade de Filosofia, concomitantemente, dei meus primeiros passos no estudo na massoterapia oriental e, em seguida, tomei uma decisão definitiva e irrevogável: seguir o caminho das terapias orientais, como uma filosofia de vida e minha profissão. Na verdade, foi uma decisão desafiadora, haja vista que poucas pessoas na época imaginavam a possibilidade de ganhar dinheiro como terapeuta, especialmente porque muitas destas técnicas, oriundas do oriente, eram pouco conhecidas e até confundidas com religião, muito diferente do que ocorre hoje, onde são reconhecidas em todo mundo, inclusive no Brasil. Atualmente, muitos terapeutas qualificados conseguem ter salários compatíveis com os profissionais da área médica, eu me incluo neste rol, contudo, naquela época, eu estava completamente na contramão dos padrões vigentes e, até mesmo, do modelo estabelecido em minha família, mas sabia que esse era meu caminho e não deveria me desviar dele. Havia descoberto o meu propósito de vida: ajudar as pessoas a resgatarem a sua saúde.

Residir em Natal foi um fator de sorte no início da minha carreira, pois, por se tratar de uma cidade litorânea e turística, atrai grande número de pessoas de outras partes do Brasil e do mundo. Em razão disso, tive a oportunidade de dar continuidade em minha formação com professores do eixo Rio-São Paulo e de países da América do Sul, como a professora Elsa Medina (Argentina), o que me possibilitou realizar inúmeras formações em reiki.

Ainda bem jovem, aos 20 anos, me tornava mestre em Reiki no método ocidental, passando por uma profunda transformação, senti um forte chamado para ir embora da cidade dos meus pais e continuar minha jornada de aprimoramento nas terapias orientais. Soube mediante um dos meus professores do Rio de Janeiro, Laerte Willman, que um mestre zen japonês havia fundado um centro de meditação e terapias no Centro-Oeste do Brasil, mais precisamente na cidade de Goiânia. Além de ser um renomado mestre zen budista, era mestre em medicina oriental e ensinava acupuntura, shiatsu e fitoterapia japonesa - *Kampô*. O monge Tokuda, como é conhecido, foi um dos primeiros mestres japoneses a introduzir o zen budismo no Brasil, bem como a medicina oriental que ele ensinava em paralelo aos seus discípulos. Quando soube deste fato, averiguei e descobri que realmente existia um spa fundado por ele na cidade de Goiânia e um mosteiro na cidade de Pirenópolis - Goiás.

Em 2002, havia trancado a faculdade e decidi me mudar para a cidade de Palmas - Tocantins, na Região Norte do Brasil. Em 2003, participei de uma seleção e transferi minha faculdade para a Universidade Federal de Goiás, onde me graduei.

Janeiro de 2004, já estava morando em Goiânia e começava a me dirigir para meu grande objetivo: iniciar meus estudos nas terapias japonesas.

Ao chegar na cidade, fui em busca do centro de meditação e terapias, fundado pelo mestre Tokuda Igarashi, porém, ao chegar no local, descobri que ele havia viajado para Europa, onde tinha centros de retiros na Alemanha e França.

Restou-me aproveitar o centro de meditação e as meditações semanais de *zazen*, que aconteciam duas vezes na semana e eram conduzidas pelo casal de discípulos do monge Tokuda, que também eram os proprietários do spa fundado por ele.

Após frequentar por vários meses as práticas de meditação, descobri que seria ministrado um curso de shiatsu do método criado pelo monge Tokuda e seria aberto à comunidade, pois os cursos eram ofertados somente para quem fazia parte do quadro de terapeutas do spa. Não perdi a oportunidade e ingressei no curso com dois objetivos, primeiro, aprender o shiatsu tradicional japonês, pois a essa altura já era formado no método de zen-shiatsu - estilo Masunaga; meu segundo objetivo era trabalhar no spa, tendo em vista que àquela época era considerado um dos melhores da região.

Alguns meses após ingressar no curso, recebi um convite do diretor do spa para integrar a equipe. O convite foi a ponte para o meu aprimoramento como terapeuta, depois de um ano trabalhando como terapeuta, fui agraciado com uma excepcional notícia, um dos principais discípulos do monge Tokuda, que o acompanhava há 20 anos, iria residir em Goiânia para cuidar do mosteiro e ministrar formações para os terapeutas da instituição.

No final de 2004 tive o meu primeiro contato com o Monge Marcos Ryokyu, um dos maiores mestres de terapia manual que conheci, além de ser o grande responsável pelas principais traduções dos textos zen budistas do inglês para o português. O monge Marcos havia passado 20 anos da sua vida junto ao monge Tokuda, viajando com ele por várias partes do mundo, incluindo o Japão, além de seu profundo conhecimento sobre medicina oriental, shiatsu e fitoterapia, o sensei Marcos passou uma grande temporada nos EUA, no *dojo* do sensei japonês, Shogo Monchizuki, um renomado mestre das terapias manuais japonesas, radicado nos EUA, no estado do Colorado. Sensei Marcos estudou a tradicional massagem japonesa *anma* e as demais técnicas derivadas, como: o *zokushindo* (reflexologia podal japonesa), *kobido* (massagem facial japonesa) e a massagem japonesa com pedras quentes, métodos extremamente sofisticados da massoterapia japonesa. Durante mais de dois anos tive a honra de estudar com o professor Marcos Ryokyu as terapias manuais japonesas, ele foi o primeiro mestre a me iniciar na acupuntura japonesa, através das técnicas de agulhamento japonês e do método de *hinaishin akabane*. No método ensinado pelo monge Tokuda se combinavam o shiatsu com acupuntura e, para se iniciar o estudo da acupuntura, era pré-requisito a iniciação no shiatsu. Anos depois entendi o quanto uma boa base de shiatsu, iria me ajudar a encurtar o caminho e fazer com que avançasse rapidamente na acupuntura, sempre digo que o shiatsu kangendô é o curso base da minha escola.

Estudei acupuntura japonesa com o sensei Marcos, aprendendo as técnicas de agulhamento e agulha intradérmica, conhecida por *hinaishin*. Associávamos a técnica de *hinaishin* com a técnica de shiatsu, especialmente para tratar dores. Após dois anos e meio estudando e trabalhando com as terapias japonesas, surgiu um momento de alçar novos voos e percorrer o caminho das terapias indianas.

A convite do diretor do spa, assumi a responsabilidade de ser o principal terapeuta e professor de massoterapia oriental e reiki do local. Minha carteira de clientes e alunos já havia aumentado consideravelmente, foi então que mais uma oportunidade surgiu, teríamos um novo curso de formação em nosso centro de terapias, as formações de terapias ayurvédicas com duas das melhores escolas de ayurveda do Brasil e com professores indianos, que viriam ministrar as formações.

Inicialmente exitei em fazer a formação em *Ayurveda*, pois a minha linha de atuação eram as terapias japonesas, todavia, apesar de racional, sempre pautei as minhas decisões seguindo o meu coração, afinal para os orientais o *shen* (chinês) ou *shin* (japonês) representam o coração, e no coração encontra-se a nossa mente, a consciência. Sempre que necessito tomar uma decisão lembro-me de uma célebre frase contida no livro "A Erva do Diabo", de Carlos Castaneda. Consta na obra um diálogo entre Castaneda e seu mentor, o bruxo Don Juan Matus, no qual o autor questiona o bruxo, qual caminho seguir e obtém a seguinte resposta:

"Examine cada caminho com muito cuidado e deliberação.
Tente-o muitas vezes, tanto quanto julgar necessário.
Só então pergunte a você mesmo, sozinho, uma coisa...
Este caminho tem coração?
Se tem, o caminho é bom,
se não tem, ele não lhe serve.
Um caminho é só um caminho."

Don Juan Matus - A erva do diabo, Carlos Castaneda

Ao questionar-me, ficou claro que era uma oportunidade de aprofundar meus conhecimentos em medicina oriental, afinal todo conhecimento que chegou ao Japão, cruzou o oceano vindo da China e Coreia, contudo o berço da medicina oriental é a Índia, o *Ayurveda* é considerado a mãe das terapias orientais. Foi muito importante estudar e trabalhar por mais de quatro anos ininterruptos com as terapias ayurvédicas, pois desenvolvi inúmeros conhecimentos que me auxiliaram a forjar o terapeuta e professor que sou hoje. Em 2009, estive por quase 2 meses na Índia, passando por várias iniciações budistas em mosteiros no norte do país, na divisa com o Nepal, onde foi possível aprofundar os estudos nas terapias ayurvédicas da região do Kerala, considerado o berço do *Ayurveda.*

Durante a minha viagem à Índia passei por profundas transformações, até aquele momento meu grande objetivo era me tornar um lama budista e, ao passo que recebi as iniciações, fui autorizado pelos grandes mestres para poder adentrar ao tradicional retiro de três anos, três meses e três dias. No entanto, o que estava certo se tornou incerto, pois minha convicção foi permeada por uma grande crise existencial, que se agravou após eu contrair a gripe suína. Toda aquela busca por me tornar monge foi dando lugar a uma vontade de voltar ao Brasil e constituir uma família.

Mais uma vez me fiz a mesma pergunta e tive subitamente a resposta em meu coração, retornei ao Brasil, casei-me, tive uma filha e montei minha primeira clínica-escola, retornando a minha origem terapêutica japonesa.

Apesar de iniciar um caminho de volta às terapias japonesas, ainda trabalhava com muitas técnicas diferentes da medicina oriental, no entanto, sabia que deveria enxugar o meu arsenal terapêutico e focar naquelas que entregavam resultados mais rápidos aos meu clientes, neste momento havia iniciado uma pós-graduação em acupuntura chinesa, pela associação brasileira de acupuntura, contudo, já nos meses que antecederam minha formação, deparei-me com um livro que consumiu completamente a minha atenção e interesse, era o livro de moxaterapia japonesa, Okyu Yaito, escrito pelo sensei Antônio Augusto Cunha, até então um dos primeiros livros escritos em língua portuguesa sobre esse tema. Este livro ascendeu profundamente em mim a vontade de estudar, aprimorar-me na acupuntura e na moxaterapia japonesa. Em 2011, as redes sociais, particularmente o Facebook, encurtaram a distância entre as pessoas e possibilitaram a interconexão e as amizades virtuais; foi assim que tive o meu primeiro contato com o sensei Cunha, por meio de uma videochamada, em que o convidei a ministrar uma formação em acupuntura japonesa, na cidade de Goiânia, na minha escola de terapias. Em setembro de 2011, o sensei Cunha, que vivia no Rio, aportou com sua esposa, Hilda Cunha, em terras goianas para realizar o primeiro módulo desta formação, o curso de moxaterapia japonesa.

Tudo que aprendi naquele curso me impactou profundamente, pois sempre fui fascinado em tratar dores e uma das coisas que me levaram em busca da acupuntura japonesa era o meu anseio por resultados. O estilo chinês de acupuntura, apesar de efetivo, não me entregava os resultados que almejava. Fiquei completamente imerso na moxaterapia japonesa e envolvido por toda didática e carisma do sensei Cunha, ele realmente contagiava a todos, ensinava tudo e não escondia nada! Naquele momento tive a certeza que havia finalmente encontrado um mestre onde eu poderia saciar a minha sede por conhecimento. Ao final do curso, convidei-o para visitar um jardim japonês, recentemente inaugurado em um dos parques da cidade e, naquele dia, de maneira formal, pedi que ele me aceitasse como seu aluno. Atualmente, a relação professor-discípulo é pouco valorizada, realizar o pedido cerimonioso fez uma grande diferença, após aquele dia o sensei Cunha passou a me dar ensinamento constante dentro e fora dos cursos, presencialmente e on-line, trazendo-me para o convívio familiar em seu apartamento, no Rio de Janeiro.

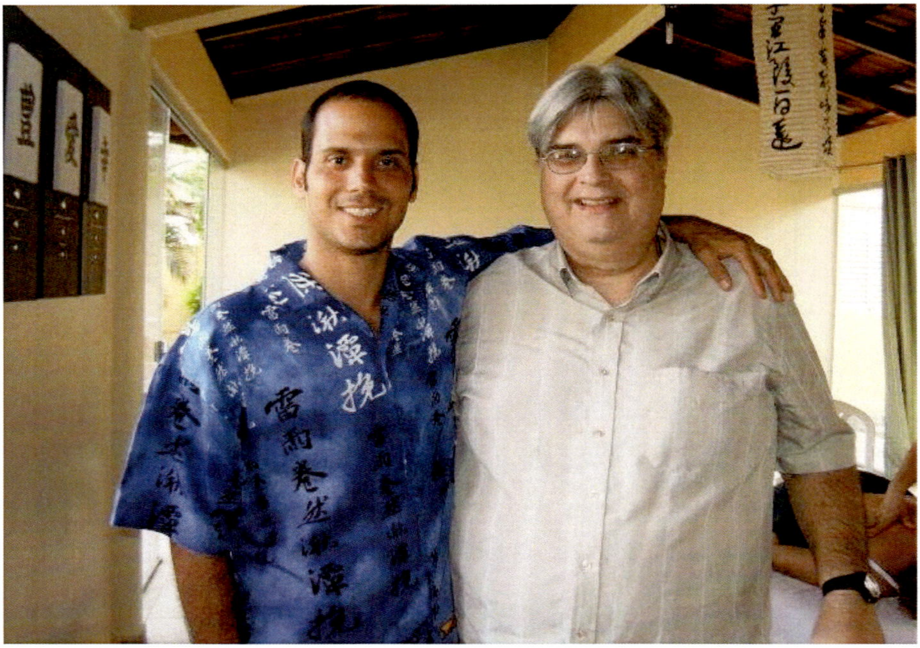

Com o sensei Cunha, Goiânia(2011)

Nossa relação extrapolava a posição de discípulo e mestre, éramos amigos, tínhamos os mesmos gostos por artes marciais, *shugendô,* espiritualidade e medicina oriental. Cunha sensei não só me transmitiu conhecimento, como me apresentou inúmeros professores e pessoas importantes no meio das terapias e artes marciais, dentre eles, o Dr. José Augusto Marciel Torre, Sogo Tom, Hideshi Goto, Joji Enomoto, além de me mostrar o caminho e os cursos que eu deveria fazer com os mestres japoneses para avançar na acupuntura e terapias japonesas.

Lamentavelmente, quando o conheci, ele estava passando por uma recidiva de um câncer, retirando-lhe do que ele mais amava fazer, ensinar e tratar seus pacientes. No dia 08 de abril de 2015, a comunidade de medicina oriental e acupuntura japonesas amanheceu de luto, após uma brava luta ele deixou esse plano. Antes do seu falecimento, já adoentado, ele me dizia, você precisa continuar o que comecei. Hoje, apesar de grandes e renomados mestres no Japão, considero o sensei Cunha o principal mestre que tive na acupuntura, pois ele me ajudou a romper os véus e me indicou os principais caminhos na acupuntura e, sempre que estou a ensinar esta arte, faço-o em sua homenagem.

Minha Primeira Viagem ao País do Sol Nascente

O ano de 2016 foi marcante e de grande transição em minha carreira profissional, chegou ao fim uma sociedade de oito anos, encerrei as atividades da minha primeira clínica-escola e bateu à porta a oportunidade de fazer a tão almejada viagem ao Japão, o convite veio de um dos meus professores, o sensei Yoshihiro Odo.

A viagem tinha como objetivo participar de um dos maiores congressos internacionais de acupuntura, organizado pela WFAS (World Federation of Acupuncture-Moxibustion Societies). O congresso contou com a presença dos maiores mestres da acupuntura japonesa.

Ao receber o convite duvidei da possibilidade de poder ir, estava encerrando uma empresa e tudo ainda estava nebuloso, mas existem circunstâncias que só se manifestam uma vez e resolvi agarrar-me à oportunidade apresentada.

No outono de 2016, desci no aeroporto internacional de Narita em Tóquio, rumo ao congresso em Tsukuba. Sem dúvida, este evento me levou para outro nível na acupuntura, lá tive a honra de conhecer e depois estudar com grandes senseis japoneses como: Renpu Fujimoto e seu filho Shinpu Fujimoto - Associação Hokushinkai; Katsumi Ishihara - Kyushinkai; Estuko Inoue e Tanyoka - Shonihari Gakkai; Oura Jinkan - Toyoshinkyu, Kengo Nakata - JTAMS e muitos outros mestres que falarei mais adiante.

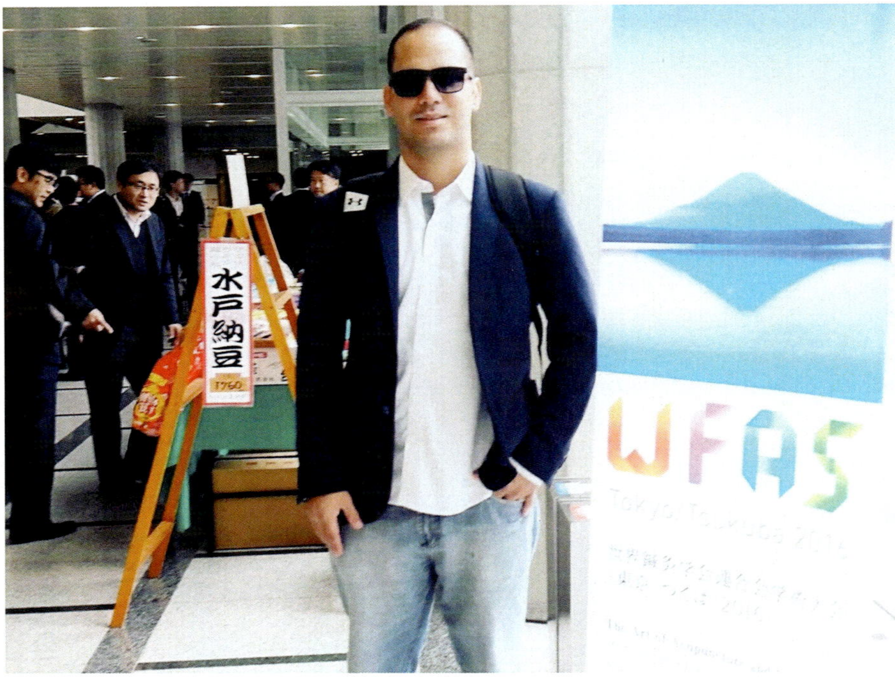

Congresso da WFAS Japão

中国における鍼灸のはじまり

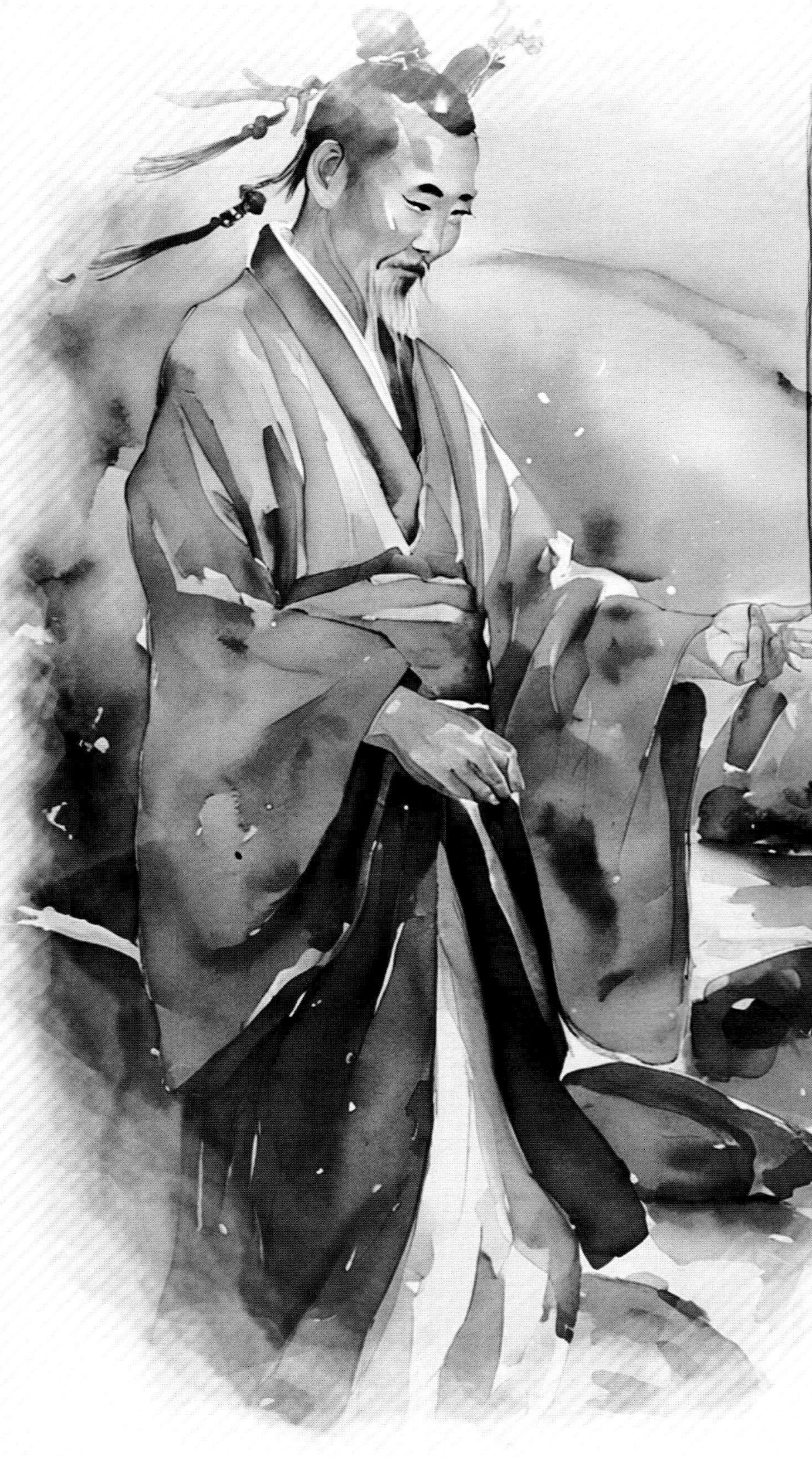

SURGIMENTO DA ACUPUNTURA NA CHINA

A acupuntura surgiu na China há mais de 2.500 anos, essa técnica milenar foi desenvolvida para sanar problemas de saúde e minimizar dores físicas dos chineses em diversas regiões do país.

A acupuntura possui quatro origens míticas, quais sejam: lenda do guerreiro, pedra de bian, 13 pontos do demônio e costureiras. As histórias estão descritas logo mais abaixo e mostram como os chineses observaram os efeitos regenerativos da saúde pelo aquecimento, dispersão e toque de pontos no corpo e, consoante essa observação, criaram quatro histórias lendárias para retratar o início da prática da acupuntura.

Os conhecimentos de acupuntura chinesa se espalharam pela Ásia, chegaram ao Japão e depois ao ocidente, o desenvolvimento desta técnica nasce da necessidade dos chineses em se tratarem, aliás, grande parte das descobertas e invenções partem de uma dor a ser sanada, de uma adversidade a ser superada. Toda busca de aprimoramento e desenvolvimento se dá por uma necessidade, com as doenças ocorre idêntica simetria. Quando surge uma patologia desconhecida, como ocorreu com a pandemia causada pelo coronavírus, a sociedade tenta buscar uma vacina, os povos se empenham para poder sanar a dor, o sofrimento humano.

Na China não foi diferente, em um país que é muito vasto, observou-se que em determinadas regiões alguns tipos de patologias e sintomas passaram a se manifestar mais frequentemente do que em outras localidades. Na região norte da China, composta por montanhas e clima frio, começaram a aparecer casos recorrentes de dores nos ossos.

Normalmente, quando as temperaturas caem, as dores nos ossos se intensificam, principalmente entre as pessoas com dores reumáticas, como, por exemplo, a artrose. Logo, observou-se que nessas regiões frias o melhor era tratar usando a combinação da teoria do *yin* e *yang*, que é um dos cernes da medicina oriental.

Neste processo, observaram que a planta chamada Artemísia, ao ser queimada, produzia calor, melhorando as dores e, não apenas tratava os sintomas, mas impactava positivamente na saúde geral do usuário.

Já na região central da China, que possui maior vegetação e é mais plana, a população trabalhava mais no campo e havia uma grande variedade de plantas. Por essas características desenvolveram as terapias manuais, as massagens, tão famosas hodiernamente. Desenvolveram também as técnicas de fitoterapia, o conhecimento de usar as ervas para tratar de forma interna os nossos corpos e órgãos, inclusive equilibrando o que se conheceria posteriormente como *Zang Fu*, o qual são os órgãos e as vísceras.

Na região litorânea, as pessoas tinham uma vida baseada na alimentação em peixes, com mais sal e condimentos. Nestas localidades, em geral, desenvolviam-se problemas no trato digestório, como: azia, úlcera, queimação e processos inflamatórios. Para esses casos, começaram a usar as agulhas, de natureza *yin*, mais apropriadas para dispersar e drenar o excesso de calor e os processos inflamatórios.

A moxa tem uma característica mais *yang* (mais quente) em razão da produção do calor e a agulha tem uma qualidade mais *yin*.

Nesse diapasão, desenvolveram-se vários ramos que faziam parte da medicina oriental, na época medicina chinesa, como, por exemplo: moxaterapia, acupuntura, fitoterapia e dietoterapia. Com a migração dos chineses a outros países, como o Japão, essas técnicas foram aperfeiçoadas.

As origens da Acupuntura

Lenda do Guerreiro

Dores persistentes nos ombros marcam o início da lenda do guerreiro, na antiguidade, um guerreiro procurou um médico para aliviar os constantes desconfortos que sentia nos ombros. Ele tinha o que conhecemos por ombros congelados (capsulite adesiva).

Sem sucesso em sua recuperação, o tempo passou e o guerreiro seguiu para uma batalha mesmo com as dores, contudo, durante a luta, ele recebeu uma flechada no pé, na área do ponto de acupuntura "Bexiga 60", famoso ponto usado para tratar dores generalizadas. Após receber a flechada, o guerreiro deixou a guerra e voltou para casa, curiosamente percebeu que as dores nos ombros passaram a melhorar, até que se curou. Ele resolveu voltar ao médico para contar a história, pois estava muito surpreso. Ao fazer seu relato, foi informado que essa situação era inédita, como seria possível uma flechada no pé curar uma dor no ombro?!

Ao receber outros pacientes com a mesma queixa do guerreiro, o médico, sem saber o que fazer, optou por algo que tinha funcionado com aquele guerreiro, começou a espetar flechas na área do "Bexiga 60", que é próximo ao tendão de Aquiles, estranhamente, muitos pacientes melhoraram.

De forma empírica, o médico foi percebendo que o tratamento surtiu efeito ao longo do tempo, como ninguém gostaria de receber flechadas no pé, ele passou a usar farpas de bambu. Depois, com o desenvolvimento do metal, surgiram as agulhas, que passaram a ser usadas na acupuntura.

Os 13 pontos do Demônio

Outra lenda famosa, que perpassa as origens da acupuntura, é a dos 13 pontos do demônio. No contexto histórico e cultural, a China era composta por uma sociedade agrícola, de coletores, muito ligada à natureza, especialmente, às práticas xamânicas.

A medicina oriental e a medicina chinesa têm uma conexão muito forte com a natureza, para os chineses o macrocosmo se manifesta no microcosmo. Ou seja, tudo que acontece fora de nós, repercute no nosso corpo, ao nível energético e físico. Os chineses observaram que existem os depósitos do *shén*, ou do espírito, no corpo físico. *Shén*, em chinês, significa "consciência" e está ligado ao coração, em japonês, a palavra *Shin* se refere a "coração", sendo a sede da nossa alma e da nossa mente.

Apesar de ser uma visão antiga que hoje está ganhando novamente adesão, existem correntes doutrinárias na medicina, filosofia e neurociências que defendem que o ser humano é espírito, mente e corpo conectados. O corpo é afetado pelas emoções, estados mentais, pensamentos, influências externas e não apenas pelas ações patogênicas de vírus e bactérias. O corpo físico sofre influência de energias, vibrações e frequências da natureza, bem como das emanações emitidas pelos ambientes e pessoas. Os antigos acreditavam que temos entidades viscerais, presentes no *shén* (chinês) e no *shin* (japonês).

O *shén* é a consciência, o depósito das almas, essas almas são como aspectos da nossa consciência. Os chineses deram nomes específicos para estes aspectos da consciência.

O *shén* é o considerado o imperador, é a sabedoria que emana do coração, é responsável pela alegria de viver ou, em desequilíbrio, pela euforia.

Temos também o *I*, que está ligado ao baço, que representa o guardião do celeiro real e diz respeito ao centro do pensamento, da memória e das reflexões.

PO é considerado o administrador, quem mantém a ordem do corpo, é conhecido como o centro da introspecção, ou tristeza e melancolia. É responsável pelos instintos primitivos, como o de sobrevivência e está ligado ao pulmão.

HUN é ligado ao fígado, considerado o general, aquele que está à frente da batalha, diz respeito à imaginação, aos estados do subconsciente e é responsável pela cólera e pela impetuosidade.

ZHI é ligado aos rins, ministro do trabalho, responsável pela vontade humana de viver, é a água que rompe as barreiras em sua frente e se molda às estruturas necessárias, tem relação com o medo, temores e insegurança.

Então, na visão chinesa, esses aspectos poderiam trazer doenças através das emoções, como raiva, medo, tristeza, euforia desenfreada, preocupação, pensamentos obsessivos. Esses conceitos estão cada vez mais atuais, vez que estamos sofrendo uma epidemia das patologias como: síndrome do pânico, depressão, ansiedade, estresse, sendo doenças da alma. Essa visão dos 13 pontos do demônio também compartilha da ideia que, quando estamos com nosso sistema energético enfraquecido, nossos canais de energia são invadidos pelos perversos e malignos.

Quem são os perversos e malignos? Na visão da medicina tradicional chinesa diz respeito às energias celestes presentes na natureza, como, por exemplo, a energia do vento, oriunda da primavera e responsável por afetar os canais do fígado e vesícula biliar, trazendo espasmos, contraturas musculares, torcicolos, movimentos involuntários, estiramentos.

Na visão da medicina oriental, muitas dores estão relacionadas com a invasão dos ventos nos canais e, posteriormente, nos meridianos tendinomusculares, principalmente quando a nossa energia de defesa, chamada de *WEI*, está enfraquecida.

O frio pode afetar o nosso corpo trazendo dores articulares muito comuns nos quadros de reumatismo. A energia do frio afeta sobretudo o canal do meridiano do rim, o que, além de afetar os ossos, pode afetar também a circulação sanguínea do corpo, em alguns casos, trazendo congestões e resfriados.

A energia perversa da secura afeta o pulmão e o intestino grosso, ocasionando problemas respiratórios nas vias superiores e inferiores, como: rinites, amigdalites, tosses e prisão de ventre.

A energia da umidade afeta o baço e o estômago, trazendo má digestão, refluxo, diminuição da velocidade do metabolismo, edemas nos membros inferiores, principalmente, um bloqueio geral dos líquidos do corpo.

O excesso do calor pode trazer alterações na circulação sanguínea, picos de pressão, estagnação no sangue e insolação.

Muitos desses pontos, que eram usados no passado para afugentar os espíritos, deram origem à acupuntura que conhecemos hoje. Grande parte dos pontos que ficaram conhecidos na época, são usados atualmente para tratar enfermidades mentais, como: depressão, esquizofrenia, bipolaridade, síndrome do pânico.

Pedra de Bian

Outra lenda que trata da origem da acupuntura remonta ao capítulo 12 do Suwen, compilado de textos clássicos da acupuntura, contido no "Huang Chi Neiching", O Clássico de Medicina Interna do Imperador Amarelo. No Suwen, um dos livros presentes nesse clássico, fala-se que a acupuntura surgiu na região leste da China, em razão da necessidade da população local. Na região litorânea, devido à base da alimentação ser mais salgada, as pessoas desenvolviam muitos problemas gástricos, úlceras e processos inflamatórios e descobriram o uso da pedra de bian, que era utilizada na extração de furúnculos presentes no corpo. Com o tempo, os chineses antigos perceberam que poderiam utilizar essa mesma pedra para estimular pontos no corpo e, que estes pontos produziam efeitos curativos no tratamento de várias enfermidades após sua estimulação. Segundo a lenda, o desenvolvimento da acupuntura surgiu a partir do uso da pedra de bian e sua utilização em pontos especiais do corpo.

Antes do desenvolvimento das agulhas, eram utilizadas farpas de bambus e pedras para pressionar esses pontos. Posteriormente, com o desenvolvimento do metal, passou-se a utilizar agulhas. Logo, o uso da pedra de Bian foi uma experiência empírica dos chineses antigos, que iniciaram esse trabalho de pressão em pontos, evoluindo, com o passar do tempo, para as teorias mais avançadas da acupuntura.

Já na região norte da China, uma área predominantemente montanhosa e fria, onde a população era acometida constantemente, por dores articulares, resfriados e congestão, descobriu-se que o uso da queima da artemísia, no formato de moxa, era extremamente eficaz para tratar os efeitos nocivos do frio no corpo, especialmente naquelas patologias decorrentes ou agravadas pela friagem. Assim, a acupuntura teve sua origem na região leste da China e a moxabustão na área norte. Se observarmos ambas, tanto a acupuntura quanto a moxa, possuem um papel indissociável na medicina oriental, pois seu princípio básico é tratar através dos opostos, desta forma as doenças que possuem o calor como causa (doenças de excessos, inflamações, êxtase de sangue no corpo) necessitam ser dispersadas, acalmadas, resfriadas, através do metal das agulhas, por surtir um efeito mais sedativo e dispersivo. Já as doenças do frio, que se caracterizam pelo estado de vazio, deficiência, falta de circulação adequada de sangue e energia, necessitam de estímulos provenientes do calor para serem preenchidas, tonificadas e fortalecidas. E a partir disso desenvolveu-se o uso da acupuntura e da moxabustão na China.

As costureiras

A lenda das costureiras é uma das teorias sobre a origem da acupuntura que mais gosto e me identifico. O mestre japonês Shudo Denmei, o qual tive a honra de conhecer no congresso internacional WFAS, em Tsukuba, no Japão, é partidário dessa teoria. Ele é um dos grandes mestres da terapia de meridiano ainda vivo. Aliás, há uma história da minha vida que o envolve; antes de viajar para o Congresso, peguei um dos seus livros traduzidos para o português, "Terapia de Meridiano — Acupuntura Clássica Japonesa", que, a meu ver, é uma das bíblias da acupuntura clássica japonesa, e prometi a mim mesmo que voltaria do Japão com uma dedicatória dele. É incrível o poder da nossa mente quando bem direcionada, após uma das palestras mais esperadas do evento, não apenas consegui a sua dedicatória, como tive a honra de ser apresentado por ele ao ponto VB20, de Yanagiya Sorei. Ele demonstrou em mim a localização precisa deste ponto. Infelizmente, o seu livro traduzido para o português está esgotado, então considero meu exemplar uma relíquia. Em seu outro livro, intitulado: "Localizando o Ponto Certo de Acupuntura", também uma obra-prima traduzida para o português, o sensei Denmei apresenta a teoria da origem da acupuntura remontando a prática da costura na China antiga. Ele conta que, na China antiga, a acupuntura era restrita à corte e não era praticada pela população, a corte chinesa utilizava muitas roupas e acessórios de seda e, para a confecção destas peças, era necessária uma grande mão de obra. Tudo era costurado à mão, artesanalmente, logo era necessário muito tempo de trabalho das costureiras.

A China sempre foi famosa por sua vestimenta, seus trajes, principalmente aqueles de seda. A profissão de costureira tinha uma grande importância, pois eram as responsáveis pela confecção dos trajes utilizados pelos membros da corte, ao longo de várias dinastias. Elas trabalhavam pesado dia e noite, de forma totalmente manual, além de ser um labor extremamente minucioso e detalhado, ficavam horas na mesma posição, realizando movimentos repetitivos ao longo de todo o dia. Esse movimento trazia endurecimento e dores, particularmente na região do pescoço, trapézio e na área que compreende o meridiano da vesícula biliar, área corporal muito famosa no Japão por desenvolver os famosos *katakori,* sendo tensões reflexas do músculo do trapézio, a região do *katakori* é dura, tensa. Ao sentir muita tensão nessas zonas, as costureiras passaram a usar as agulhas que utilizavam, que possuíam grandes pontas arredondadas, pressionando-as nas regiões do trapézio e pescoço, que equivalem aos pontos: "Vesícula Biliar 21" (Kensei — japonês), meio do ombro e "Vesícula Biliar 20" (localizado entre pescoço e crânio), conhecido como poço do vento. Então, quando passaram a pressionar essas regiões, que sabemos serem eficazes no tratamento das dores no trapézio, pescoço e ombros, sentiram alívio.

O curioso é que, se observarmos um dos tratados clássicos, o Ling Shu, conhecido por eixo vital, lá estão descritas as famosas nove agulhas da acupuntura antiga. Insolitamente assemelham-se ao formato das agulhas de crochê e tricô, como no *teishin*, bastante utilizado na acupuntura japonesa moderna. Inclusive é umas das minhas agulhas preferidas, uma das principais funções dessa agulha é estimular os pontos superficialmente na pele, sem que haja inserção.

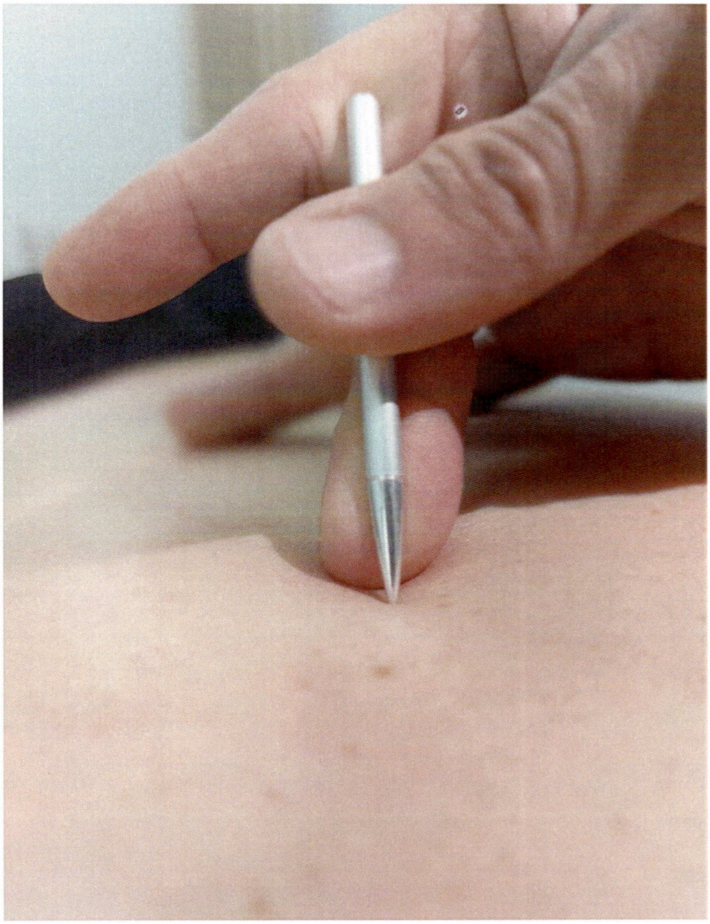

Teishin de aço

Outros pesquisadores da medicina oriental defendem que a moxaterapia é anterior ao desenvolvimento da acupuntura, tendo surgido previamente. Muitas dessas pesquisas vão ao encontro dos estudos da tumba de Huangdu, os textos antigos descrevem que a múmia tinha marcas de moxaterapia em pontos de acupuntura.

A origem do taoísmo possui como um de seus nascedouros o "I Ching — O Clássico das Mutações", obra que descreve as práticas oraculares utilizadas à época. Uma das formas mais arcaicas de sua utilização era por meio da queima do casco da tartaruga, em que se utilizava a artemísia, planta que compõe a *mugusa* — ou moxa, empregada no estímulo dos pontos da acupuntura. Nas consultas oraculares ficavam marcas, buracos no casco da tartaruga e por esses símbolos deixados, os sacerdotes xamânicos interpretavam seus significados. Muitos associam o início do uso de pontos no corpo com o uso da moxa em detrimento da agulha, torna-se irrelevante identificar que sabedoria precedeu a outra, cabe-nos apenas desfrutar desse rico e poderoso conhecimento.

Filosofia Taoista e o conceito do universo

Sem dúvida, a base de toda origem da medicina oriental está na filosofia taoista, cujo início remonta à China antiga. No "I Ching", considerado um livro oracular e filosófico, reuniu-se todo o conhecimento que influenciou cultural e civilmente a sociedade chinesa. Nele está contida a essência e os principais conceitos que envolvem o Tai Chi, em sua forma dicotômica do *yin* e *yang*.

Este símbolo ☯ representa as forças e formas de manifestação do universo, em seus aspectos contrastantes. O *yang* se manifesta através da parte branca do símbolo, com o círculo preto, assemelhando-se a um peixe, já o *yin* através da parte preta com o círculo branco. Talvez esse seja um dos símbolos mais completos e complexos produzidos na humanidade ao conseguir exprimir sintetizadamente todo o universo a partir desta imagem.

Apesar de ser representado de forma estática, o *tai chi* está em contínuo movimento assim como todo o cosmos, pois tudo que compõe o universo está constantemente, nascendo, desenvolvendo, morrendo e se recriando, infinitas vezes, sucessivamente. Igualmente, ocorre com os seres humanos e toda natureza: nasce-se, cresce-se, desenvolve-se, chega ao ápice, tem-se o declínio e recomeça-se; pariforme são as fases da vida: nascemos, tornamo-nos crianças, adolescentes, adultos, depois chegamos ao ápice da fase adulta, velhice e, por fim, morremos. Para quem acredita que depois se inicia uma nova vida, o ciclo perpetua-se, mas mesmo para quem é cético, sabe-se que as substâncias que compõem nosso corpo físico, voltam à terra, participando da composição de um novo ser.

As células do corpo estão constantemente nascendo e morrendo, a ideia do movimento do universo é similar às reflexões propostas pelo filósofo grego Heráclito, que viveu no período do século VI, A.C. Ele dizia: "não te banharás duas vezes no mesmo rio", frase que traz a reflexão do constante movimento da vida. Na teoria do *yin* e *yang*, os opostos estão em alternância sucessiva, esse é um dos conceitos básicos que envolve a teoria.

O *yang* se apresenta através do aspecto masculino, é o nascimento e o crescimento, que pode ser apresentado pelo homem, sol, céu, exterior, calor e secura, as vísceras presentes em nosso corpo. Já o *yin* representa o aspecto feminino, a lua, a terra e o interior. Representa órgãos como pulmão, coração e fígado.

As relações de *yin* e *yang* estão presentes constantemente em nossa vida e reconhecemos um através do outro, ou seja, aparentemente são forças opostas, mas coexistem, interdependentes, antagônicos que se complementam. Na vida tudo é dualidade, por exemplo, aquele que trabalha o dia inteiro, desgasta sua energia, precisa descansar a noite e dormir para recuperá-la. Há momentos em que estamos famintos e faz-se necessário comer. O valor de se alimentar é claramente medido quando a fome é saciada, logo, por meio de um se reconhece o outro. Toda a medicina oriental é baseada na busca pelo equilíbrio.

Os indivíduos também podem apresentar padrões *yin* e *yang*. Um exemplo seria uma pessoa de estatura alta, magra, coloração avermelhada, estressada, irritada, que fala muito e alto, provavelmente, essa pessoa está manifestando um estado de *yang*. Já uma pessoa em estado de *yin* pode ser baixa, rechonchuda, calada, introspectiva e preguiçosa. As características mudam conforme o perfil da pessoa. Um homem naturalmente será *yang* enquanto a mulher será *yin*, contudo se usarmos outras características, como o temperamento ou aspecto emocional, pode ser que tenha uma mulher mais estressada, irritada e um homem mais calado, triste e introspectivo. Portanto, dependendo da referência que se utiliza, pode haver alterações nos critérios *yin* e *yang*.

O corpo humano tem características tanto *yin* como *yang*, a parte superior do corpo, como a cabeça, é a mais *yang*; os pés são considerados as partes mais *yin*. Textos clássicos descrevem a cabeça, que é redonda, como a abóbada celeste e os pés, que são chatos, como a terra. Quando se pensa nos aspectos interior e exterior do corpo, o que está dentro é *yin* e o que está fora é *yang*. Se pensarmos no braço, a parte externa é *yang* e a parte interna é *yin*. Normalmente, o que está mais para fora é *yang* e o que está mais para dentro é *yin*, isso também diz respeito à sensibilidade. A parte de trás do corpo é *yang*, por exemplo, ao se passar por um momento de luta ou percebe-se que algo vai cair em cima do corpo, naturalmente, a pessoa vai se fechar, protegendo os órgãos vitais de natureza *yin*; pois são mais sensíveis e fundamentais, todavia as costas do corpo são mais fortes, ou seja, é mais *yang*.

No corpo haverá alterações das características consoante o ponto de referência e isso será muito utilizado na medicina oriental, principalmente quando se relaciona com os cinco elementos. Referente aos cinco elementos, nós temos as áreas do nosso corpo, órgãos e características, que precisam ser consideradas. Por exemplo, pela pulsologia, sendo uma técnica de diagnóstico muito elaborada e precisa, é possível perceber claramente o estado energético de uma pessoa; ou seja, se ele está mais *yin* ou *yang*, naquele momento. Através desta análise, o acupunturista saberá exatamente quais técnicas devem ser empregadas na terapêutica daquele indivíduo, bem como a quantidade de estímulos que ele pode imprimir em cada tratamento, sobretudo, a partir das modificações que se apresentam no pulso. É fundamental que o terapeuta faça uma boa avaliação antes, durante e ao final da sessão, observando como se apresentam as energias *yin* e *yang* no corpo e nos canais de energia. Tal cuidado garantirá um bom resultado ao final da sessão.

Todo esse conhecimento que influenciou a medicina tradicional chinesa, surgiu a partir da filosofia taoísta. Um dos livros que retratam a base desta filosofia e destes conceitos é conhecido por Tao Te Ching, escrito por Lao Tse, que aborda sobre o caminho perfeito e como aplicar as teorias *yin* e *yang* na vida.

Assim, podemos considerar que a medicina oriental, além de ser um sistema completo de saúde, é, antes de tudo, um sistema filosófico. Diante disso, considero que o estudo da Filosofia, abriu as portas para mim e para outros mestres os quais tive a honra de estudar como: monge Marcos Ryokyu e o Sensei Stephen Birch, ambos graduados em Filosofia.

Surgimento dos Clássicos - Suwen, Ling Shu e Nanjing

Todo conhecimento, para ser melhor transmitido, disseminado e deixado para posteridade, necessita ser sistematizado e escrito. Segundo a tradição, a obra, "O Clássico de Medicina Interna do Imperador Amarelo", é fruto da narrativa dos diálogos do lendário Imperador Amarelo com seu ministro Qi Bo, na verdade, suspeita-se que este livro foi escrito por vários médicos, tornando-se o principal cânone da medicina tradicional chinesa e oriental! Este clássico é dividido em dois livros, o Suwen e o Ling Shu.

O Suwen é traduzido como questões fundamentais ou básicas, é um tratado que discorre sobre as questões importantes e básicas da medicina chinesa como: concepção das patologias humanas e seus tratamentos, prescrições, ciclos da natureza (como as estações), os ciclos que envolvem a vida humana (desde o seu nascimento, maturação e envelhecimento) e diagnóstico na medicina oriental.

Já o Ling Shu, o outro livro que compõe este clássico, pode ser traduzido por eixo ou pivô espiritual, faz parte de um tratado que aborda principalmente o tratamento com a acupuntura, nele estão descritas as nove agulhas, utilizadas nos mais variados tratamentos da Medicina Tradicional Chinesa.

Assim como influenciaram a acupuntura tradicional chinesa, estes dois livros também repercutiram sobre a acupuntura japonesa, contudo não mais que o "Nanjing — O Clássico das Dificuldades", nele são descritas 81 questões envolvendo, especialmente, diagnóstico e tratamento, realizados nos 12 principais canais da acupuntura. Esse livro norteou as bases de todo o trabalho dos vários estilos da Acupuntura Japonesa, especialmente o da Keiraku Chiryo (Terapia de Meridiano). Nele são descritos os conceitos principais da doutrina do *yin* e *yang* e dos cinco elementos. Um dos principais enfoques do Clássico das Dificuldades, são suas prescrições acerca do tratamento realizado a partir dos pontos dos cinco elementos e dos conceitos de circulação de *Ki* no corpo. Além disso, o Nanjing dá grande ênfase ao estudo da pulsologia, especialmente no que se refere às seis posições, executado sobre a artéria radial, onde se localiza o meridiano do pulmão. A partir desta avaliação é possível identificar os padrões de desequilíbrio do indivíduo, particularmente, no que tange aos desequilíbrios *yin* e *yang*, nos 12 canais de pequena circulação; grande parte da acupuntura japonesa e todo seu estudo é baseado nesse livro.

Sabe-se que, aproximadamente 40% dos acupunturistas no Japão são cegos, no entanto, conseguem realizar um diagnóstico preciso, somente tocando o pulso da artéria radial. Eles desenvolveram uma percepção apurada através da pulsologia, determinando os desequilíbrios e selecionando os pontos dos cinco elementos mais favoráveis, para o reequilíbrio do corpo e dos meridianos, por meio de técnicas de suplementação e drenagem. Fazem uso principalmente da puntura nos pontos dos cinco elementos, conhecidos na acupuntura chinesa como *shu* antigos.

No Japão, sabemos que, nos estilos que recorrem à pulsologia das seis posições, como os métodos da Terapia de Meridiano, Toyohari e Tohokai, é fundamental a utilização do método de feedback. Certamente é um dos principais aspectos que diferenciam a acupuntura japonesa das demais praticadas no mundo. A contínua avaliação do pulso e do abdômen, indubitavelmente, é o principal fator responsável pela efetividade da acupuntura japonesa; pois dá uma clara percepção do que está ocorrendo no corpo e dos canais de acupuntura, quando estes recebem os estímulos, sejam através das agulhas, moxas ou magnetos. A constante checagem do pulso e abdômen garante que o tratamento executado produza efeitos satisfatórios, isso pode ser percebido por um praticante experiente de um desses estilos mediante, precipuamente, a modificação da qualidade do pulso, da textura da pele ou a alteração da sensibilidade do abdômen.

Diferentemente do Neijing, que propõe que o agulhamento seja realizado nas proximidades do meridiano afetado, especialmente nos casos de dores. O Nanjing adota a seleção dos pontos de acupuntura a partir do desequilíbrio apresentado (*yin* ou *yang*) nos canais, determinado pela pulsologia das seis posições, considerando as cinco fases e seus respectivos pontos nos canais.

「気・血・水」の概念

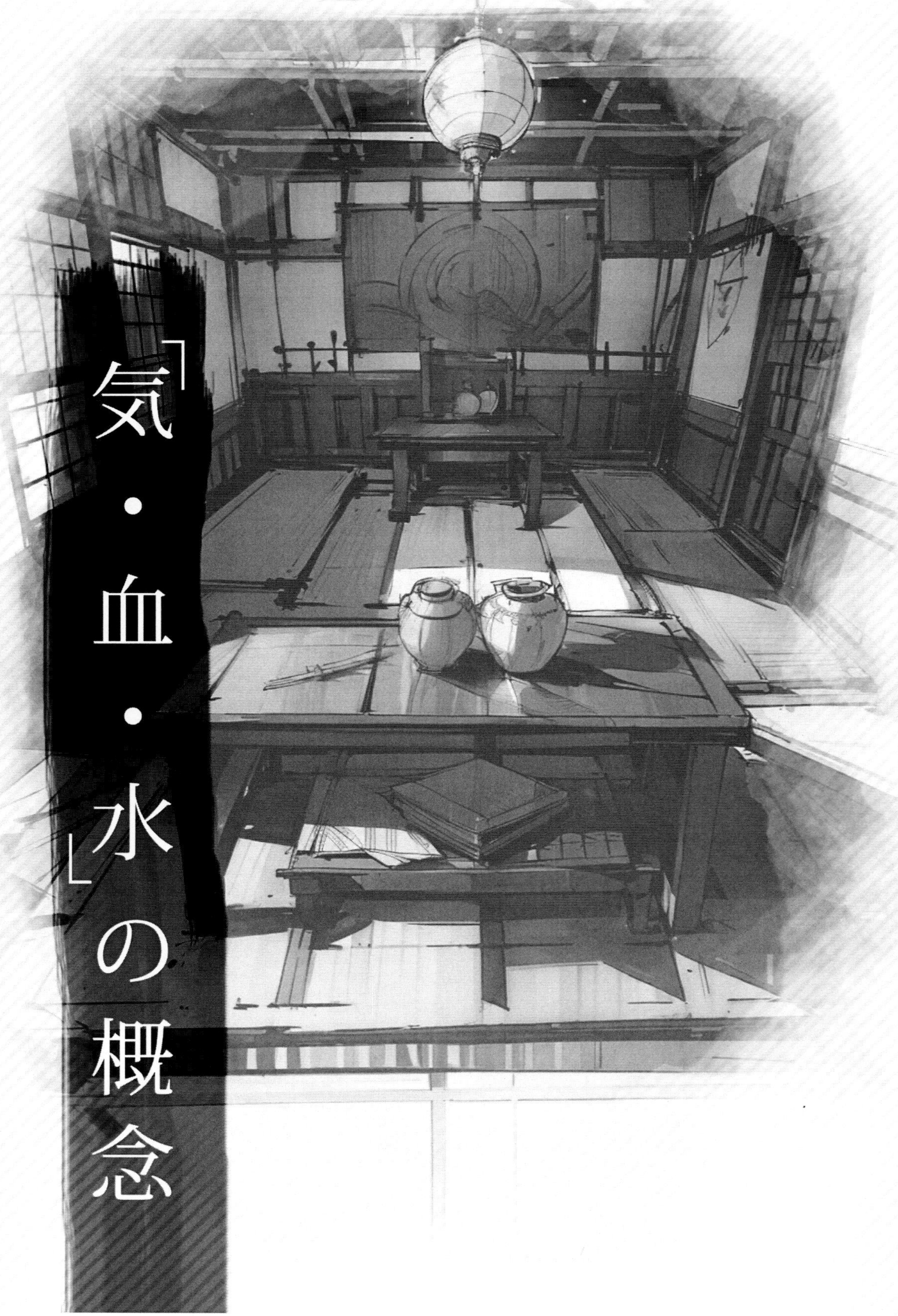

CONCEITO DE KI, KETSU, SUI

Falemos de um conceito fundamental e determinante no estado de saúde ou doença de um indivíduo. Este conceito é conhecido na medicina tradicional japonesa por *Ki, Ketsu, Sui*, o equilíbrio ou não destas substâncias no organismo implicam na saúde, ou adoecimento do ser humano.

Ki é a denominação para energia vital no Japão, na Índia é conhecido por *prana*, na China é chamada de *chi*, todas as culturas orientais possuem um nome para se dirigir a energia que mantém acesa a vida. No Japão esse conceito faz parte do dia a dia do japonês, basta observarmos a forma principal de comprimento: "genki desu ka?" que significa: "como você está?". Em tradução literal, tem o sentido de: "como está seu *Ki*, sua energia, sua vitalidade?". Essa energia é a que percorre o nosso corpo e anima o nosso ser; frisa-se, não só o nosso corpo, mas o nosso ser na totalidade. Quando nascemos somos engendrados por essa energia, ao morrermos, essa energia se esvai. A energia vital é fundamental para que você tenha vida, como o próprio nome diz: vital — indispensável à vida.

O trabalho da acupuntura e da maioria das técnicas orientais é equilibrar essa energia vital no nosso corpo, além do *ki*, temos o sangue (*kestu*), que também é considerado uma substância fundamental para a vida e saúde. Na visão da medicina oriental, *ki* e sangue são as faces da mesma moeda, um de natureza *yang* (*ki*) e outro de natureza *yin* (sangue), assim como a energia nutre o sangue, esse nutre o corpo. O sangue também nutre os nossos órgãos e vísceras. Todos os órgãos dependem da circulação adequada do sangue, conhecido por *ketsu*. Logo, uma boa circulação de energia e de sangue, é *pré-condição essencial* para termos uma boa saúde.

Além do *ki* e do sangue, temos o *sui*, os quais são os fluidos. Uma das passagens dos textos clássicos diz que o *ki* é o mestre do sangue e o sangue é a mãe do *ki*. Onde flui energia, flui sangue, esse é um conceito de saúde na medicina oriental. Assim, como o *ki* influencia o sangue, o sangue influencia também os fluidos corporais. Isto posto, ter uma boa circulação desses fluidos no organismo é primordial, para que se tenha um corpo saudável e flexível. Isso é considerado um dos principais conceitos da medicina oriental.

Quando fazemos acupuntura ou qualquer outra técnica, estamos dando estímulo para o corpo encontrar uma circulação adequada. Por exemplo, se o sangue está estagnado em determinada área do corpo, ele não circulará adequadamente, ou seja, os nutrientes e todas as substâncias necessárias para que você tenha saúde, não chegarão onde é necessário. O mesmo acontece se os fluidos também não circulam corretamente no corpo. Portanto, o indivíduo desenvolverá edemas em determinadas áreas, onde os fluidos estão presos. Por exemplo, na parte inferior do corpo muitas pessoas tendem a produzir retenção de líquido, por vezes no abdômen e pernas, sucessivamente. Então, para termos saúde, precisamos ter essas três substâncias fluindo equilibradamente.

Para entendermos como esse processo se dá é importante conhecermos três conceitos que envolvem esse desequilíbrio no corpo: *doku*, *oketsu* e *jaki*.

Doku, Oketsu e Jaki

- **Doku**

Alinhado aos conceitos de *Ki, Ketsu, Sui*, existem outros conceitos fundamentais e importantes, que explicam exatamente como o corpo cria bloqueios e, juntamente com esses bloqueios, vários sinais e sintomas de doenças ou futuras patologias que o indivíduo poderá desenvolver. Um deles é a palavra *doku*, que pode ser traduzido do japonês como "veneno" ou "toxina". E o que são essas toxinas? É tudo aquilo que o nosso corpo e ser não consegue metabolizar, podem ser pensamentos, sentimentos (tristeza, preocupação, etc.), memórias, traumas, que vão ficar impregnados no seu corpo, em razão do não processamento adequado.

Emoções como tristeza, raiva, ódio ou rancor fazem parte dessas toxinas, por exemplo, caso alguém tenha algum desses sentimentos, toda vez que se lembrar do fato ou pessoa que o provoca, a emoção voltará a se manifestar em seu ser. Diante disso, a emoção não será processada adequadamente e transformar-se-á em toxinas. Tomamos o exemplo da raiva que sabemos que afeta o fígado; a tristeza e a melancolia, por sua vez, sensibilizam o pulmão; o medo e a insegurança danificam os rins. As emoções deletérias perturbam os órgãos internos e os canais de energia dos meridianos. Concluímos que, *doku* são todas essas toxinas ou resíduos metabólicos que vão acumular em seu aspecto energético e circulatório. Um exemplo de *doku* na circulação sanguínea é o colesterol excessivo ou ruim. Percebe-se o *doku* majoritariamente nos grandes órgãos, vez sendo os responsáveis por acumular tais resíduos metabólicos, o resultado do acúmulo é desastroso para o organismo, propiciando patologias como: esteatose hepática, cálculos biliares, muco ou fleuma nos intestinos. Todos os substratos metabólicos lesivos serão depositados em uma área do seu corpo, gerando um mau funcionamento desses órgãos, criando bloqueios. Nos ossos agem oportunizando o surgimento de calcificações, artrose ou processos inflamatórios, como artrites. Todos esses males têm a ver com as toxinas, mas por quais motivos essas toxinas produzem esses efeitos? Gosto muito da forma pela qual a Medicina Ayurvédica aborda o conceito de toxinas, vejamos: "*as toxinas têm algumas características particulares, ela é pesada e fria, por ser pesada, fria e pegajosa, não se move, não se movimenta*".

Quando o indivíduo desenvolve resíduos metabólicos criam-se bloqueios que dificultam sobretudo a circulação do sangue adequadamente no organismo, como também produzirá uma circulação inadequada da linfa e dos líquidos sinoviais no corpo, produzindo um desequilíbrio orgânico. Portanto, se a energia, sangue e fluidos não circulam adequadamente, especialmente devido ao acúmulo dessas toxinas, o corpo torna-se terreno fértil para desenvolvimento de sintomas e patologias.

- **Oketsu**

Ketsu significa sangue e *oketsu* pode ser traduzido por sangue estagnado, êxtase sanguínea ou até mesmo sangue velho. Sabemos que, quando essas substâncias são acumuladas na nossa circulação sanguínea, podem trazer uma série de doenças e desequilíbrios. Por exemplo, a mulher consegue fazer uma limpeza no sangue através da menstruação. Na atualidade muitas recorrem a medicamentos que interrompem o fluxo menstrual, trazendo a incapacidade da limpeza natural, ou seja, as mulheres perdem a oportunidade de eliminar naturalmente as toxinas presentes no sangue, igualando-se ao homem, para quem é mais difícil a depuração orgânica.

Nos tempos modernos, grande parte da população está intoxicada, especialmente pelo que ingerimos, basta observarmos a quantidade de alimentos processados, o consumo excessivo de medicações, que podem levar meses para serem metabolizados, o uso abusivo de drogas lícitas, conjuntamente às drogas ilícitas.

Todas essas substâncias possuem uma característica em comum, elas alteram o pH do sangue, tornando-o ácido. Um sangue ácido é um ambiente propício para proliferação de vírus e bactérias, câncer e toda a sorte de patologias. Para podermos ter uma boa saúde, nosso sangue precisa estar com o pH básico (alcalino), associado à circulação equilibrada no organismo, para que o indivíduo não desenvolva doenças. Muitas das técnicas da acupuntura japonesa foram projetadas para auxiliar o corpo a eliminar *oketsu* (sangue estagnado) do paciente, desbloqueando-o e fazendo com que o paciente possa eliminá-lo pelas vias orgânicas: urina, fezes, transpiração e fluídos corporais.

- **Jaki**

Outro aspecto muito importante na acupuntura japonesa é o conceito de *jaki*, que pode ser traduzido por "energia perversa" ou "energia eletromagnética negativa". Muitas das doenças presentes no corpo, passam a se manifestar devido à invasão do *jaki* nos canais de energia, isso se dá de duas formas: de fora para dentro e inversamente, de dentro para fora. Abordarei inicialmente a maneira pela qual as energias externas da natureza influenciam negativamente a nossa saúde; ocorre quando as camadas de proteção energéticas do corpo estão enfraquecidas, especialmente o *Ei Ki* (energia de defesa), favorecendo a entrada do *jaki*, através das camadas superficiais em direção àquelas mais profundas. Em tais ocasiões o *jaki* se apresenta através da energia da natureza, na forma do vento, frio, umidade, calor e secura. Quando nosso corpo não está com a circulação adequada de *ki*, os meridianos tornam-se suscetíveis a serem impactados pelas energias da natureza. Muito frequentemente, vemos pessoas acometidas por doenças em razão da invasão dessas energias. O vento, por exemplo, pode produzir espasmos musculares, contraturas, torcicolos; é costumeiro receber pacientes com esses quadros em meu consultório, especialmente na primavera, quando o vento está mais forte. Processo semelhante ocorre com pacientes que possuem desequilíbrios osteoarticulares que veem suas dores ficarem mais pungentes quando o frio se apresenta drasticamente, o que se dá igualmente com resfriados e gripes.

Quando a nossa energia de defesa está enfraquecida, podemos ser desafiados pelas energias presentes na natureza, em contrapartida, quando nosso organismo está em equilíbrio, é muito mais difícil sermos afetados por elas. Para entendermos como esse processo acontece é fundamental compreender que o nosso corpo é percorrido por inúmeras camadas de proteção energética, que blindam o nosso organismo contra a invasão das energias perversas, tais proteções invisíveis, são conhecidas por grandes meridianos. Eles agem como obstáculos, tal qual muralhas que protegem o castelo da invasão dos inimigos ou como as várias camadas que envolvem uma cebola. Desde a mais externa e grossa a mais interna e fina. A camada mais externa é conhecida por *Tai Yang*, que compreende a dupla de meridianos *yang* de nível mais superficial (bexiga e intestino delgado), e o nível mais interno e profundo, através da dupla *Shao Yin* (coração e rins).

O objetivo do *jaki* é simular o ataque de um exército inimigo, romper as muralhas, adentrar o castelo e subjugar o rei. Como é sabido, os meridianos *yang* estão conectados com as vísceras: vesícula biliar, intestinos delgado, intestino grosso, estômago, bexiga. Os meridianos *yang* fazem parte das primeiras linhas de defesa do corpo. Na visão da medicina ocidental é possível viver relativamente bem sem a vesícula ou até mesmo sem um pedaço dos intestinos, contudo sem o funcionamento do coração ou dos rins isso será pouco provável. Por isso a última e mais profunda camada está ligada ao coração, na visão da MTC ele é considerado o monarca e, quando o rei é morto, o império se desmorona. O objetivo principal do *jaki* é se alimentar do néctar dos reis e ministros, ou seja, dos órgãos de natureza yin, quais sejam: coração, fígado, baço, pulmões e rins. Por conseguinte, um dos principais objetivos da acupuntura japonesa é retirar o *jaki* de dentro do corpo, pois, à medida que este se aprofunda, passando pelas malhas de proteção e atinge os órgãos vitais, o indivíduo passará a desenvolver patologias crônicas, mais difíceis de serem tratadas. Em razão dessa visão, a medicina oriental preconiza um forte trabalho preventivo.

O *Wei Qi* (chinês) ou *Ei Ki* (japonês), na visão do estilo japonês de acupuntura, é considerada uma das mais importantes energias do corpo, equivalente ao nosso sistema imunológico. Localiza-se um pouco acima da pele e está intrinsecamente relacionado com o pulmão e com a sua ação de abertura e fechamento dos poros. Como um policial, o *Ei ki* faz uma ronda ao redor de todo corpo, circulando em torno de 25 vezes diariamente, protegendo o organismo da invasão das energias perversas. Devido à importância da energia de defesa, muitas das técnicas da acupuntura e moxaterapia japonesa são realizadas superficialmente, para aumentar a força e proteção da energia de defesa, especialmente quando a doença ainda não atingiu os níveis profundos.

Como citado, o *jaki* pode vir de fora para dentro, bem como ser desenvolvido internamente, no organismo, particularmente, através das emoções, tais quais: a raiva, medo, insegurança, tristeza, preocupação, obsessão. As emoções negativas afetam os órgãos internos que desenvolvem essa energia, favorecendo sua penetração no organismo. A exemplo, muitas dores de cabeça estão relacionadas não só a má circulação de sangue, mas a presença de *jaki* interno.

É muito comum, ao realizarmos as técnicas de agulhamento da acupuntura, perceber o *jaki* se movendo pelos canais, sobretudo ao executarmos o tratamento raiz, prescrito na terapia de meridiano. Ao tonificarmos um canal, tomemos como exemplo o canal do fígado, é possível perceber o *jaki* se mover na parte mais profunda desse canal a partir do momento em que a primeira agulha toca o ponto. Ao fazer a energia vital pura circular por este canal, o *jaki*, presente na profundidade, normalmente emerge em direção ao seu meridiano acoplado na superfície, neste caso, em direção à vesícula biliar. Costumeiramente, pacientes relatam que a dor que estava no fundo dos olhos, moveu-se à região temporal, diminuindo a intensidade. Somente com a puntura de um único ponto. À medida que realizamos as técnicas de agulhamento ou até mesmo as técnicas de moxa, conseguimos fazer com que o *jaki* se mova, até que saia completamente do organismo. Muitas das doenças que se desenvolvem no corpo e no indivíduo, correlacionam-se com a presença das toxinas, sangue estagnado ou até mesmo com a energia perversa, *jaki*. Costumo dizer que a atuação da acupuntura japonesa, em especial, baseia-se em uma perseguição do *jaki*, fazer com que ele saia do corpo, para que a energia vital, o sangue e os fluidos possam circular adequadamente, trazendo ao indivíduo a saúde plena. Sendo assim, o principal objetivo da acupuntura é fazer com que o sangue e os fluidos transitem ajustadamente no corpo e as toxinas e o *jaki*, sejam expurgados do organismo.

日本の洗練と日本の哲学

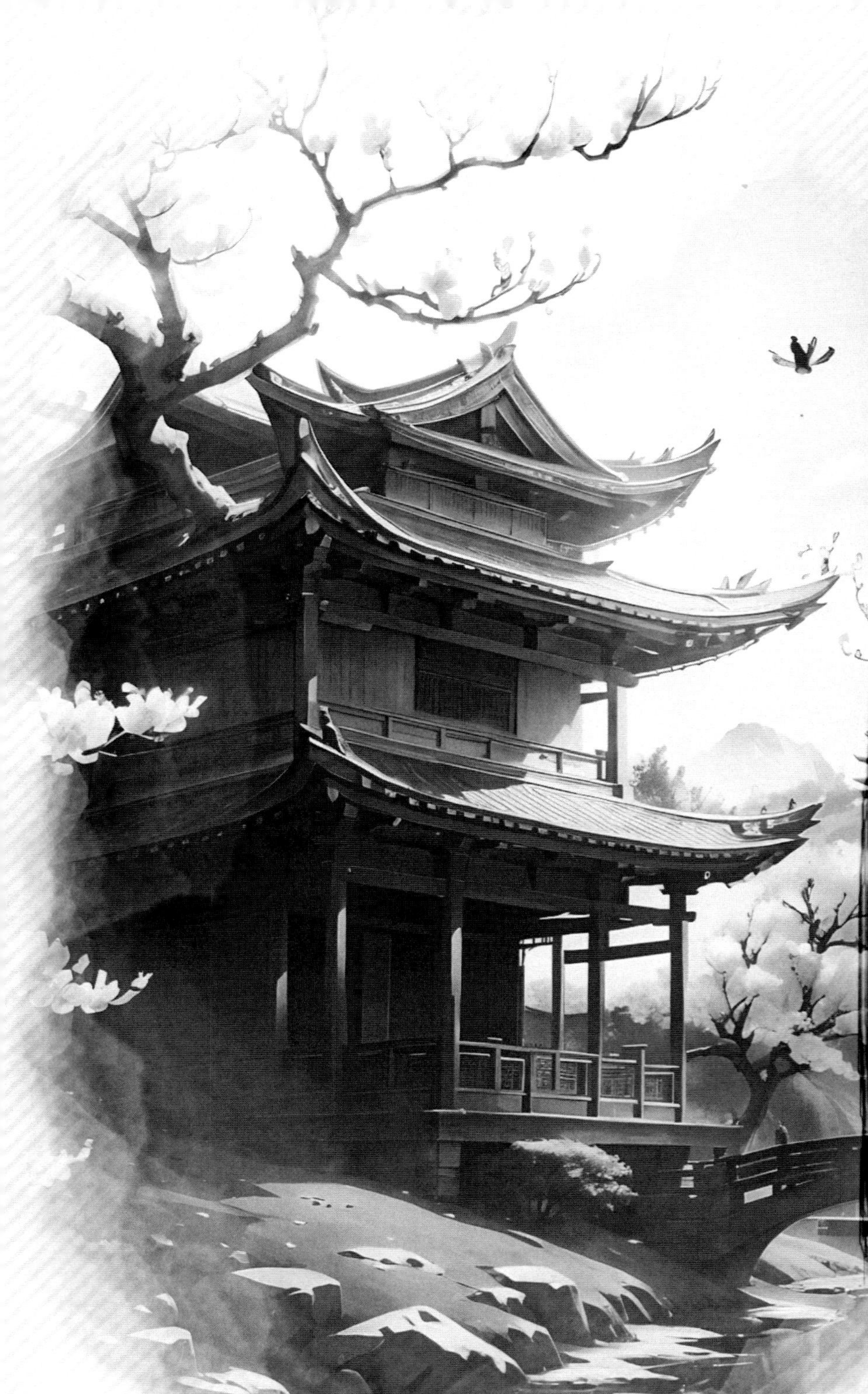

O REFINAMENTO JAPONÊS E A FILOSOFIA JAPONESA

Visando explanar a respeito do refinamento do povo japonês, gostaria de mencionar a minha vivência pessoal. Na primeira viagem ao Japão fui surpreendido com essa característica, apesar de estar há anos familiarizado com a cultura daquele país. Me encantei com os modos dos japoneses, especialmente, no trato com as pessoas, o cuidado, a sensibilidade, é muito perceptível o maneirismo requintado quando se entra em contato com esse povo. Antes mesmo de ir ao Japão conhecia algumas regras de etiqueta que fazem toda diferença quando você é apresentado aos japoneses, uma delas é presentear as pessoas que você gosta, respeita ou que são importantes para você. Quando fui a primeira vez ao Japão, em 2016, para o congresso da WFAS, sabia que iria conhecer e estudar com respeitados mestres da acupuntura. Tomei a providência de portar inúmeros *omiyages* (presentes), levei várias coisas do Brasil, como café, doces e artesanatos para presentear, como manifestação da gratidão, por estar junto aos mestres.

Uma situação que me surpreendeu bastante, ocorreu durante o seminário sobre diagnóstico e tratamento, através do estilo Iyashino — Michi e as técnicas de Sugiyama Shinden Ryu. O curso foi ministrado pelo sensei Oura Jinkan, catedrático da famosa escola Toyoshinkyu, fundada por Yanagiya Sorei, o principal líder da Terapia de Meridiano no Japão. Tivemos aula na sede da escola Toyoshinkyu e, em companhia do sensei Yoshihiro Odo e os demais membros do grupo, ao final do curso, entregamos os presentes para ele, nos despedimos e seguimos para a abertura do congresso da WFAS em Tsukuba. No congresso, fomos surpreendidos pelo sensei Oura, que foi ao nosso encontro para nos presentear com vários *omiyages* (lembrancinhas tradicionais do Japão). O fato é que mesmo não estando palestrando ele se dirigiu ao congresso para nos retribuir a gentileza, isso é muito comum na cultura japonesa, sempre que você recebe um presente, um auxílio ou cortesia, retribui-se! Os japoneses são gentis e educados. Passávamos o dia estudando com os mestres e, ao término, eles ainda tinham energia para nos levar para jantar e realizar o tradicional brinde comemorativo — *kampai*. O povo japonês possui muito forte e intrínseco em sua cultura o cuidado com o outro, isso se dá em virtude que, na cultura japonesa, o foco não é o indivíduo, mas sim o coletivo, o grupo. Primeiro se pensa no grupo, depois no individual. Recordo-me de outra experiência muito marcante que traduz bem o senso de coletividade dos japoneses, o fato ocorreu após a finalização do tradicional treinamento de *Aki no Mine*, que participei em Yamagata em 2017, quando me tornei *yamabushi*. Ao final do treinamento, dormimos no *dojo,* no sopé do monte Haguro, porém precisávamos pegar um ônibus em Haguro, para a estação de Tsuruoka, ofereceram-me uma carona, outros dois participantes manifestaram o desejo de se juntar a nós, se possível. No entanto, todos já haviam ido embora e apenas um praticante iria de táxi, ele não teria com quem dividir as despesas da viagem. Ao perceber a situação, a esposa do meu mestre, Makiko San, sugeriu que fôssemos todos de táxi e dividíssemos o valor. Rapidamente, entendemos que não era certo irmos de carona e outro colega arcar sozinho com o táxi, foi uma deixa para que auxiliássemos e pensássemos coletivamente. A pessoa que ofereceu a carona voltou sozinha, nós quatro dividimos um táxi.

O povo japonês tem no trato pessoal e no cuidado com o ambiente uma espécie de refinamento e elegância naturais. A maneira de cuidar dos lugares, pessoas e situações diárias se disseminou na cultura, nos negócios, nas artes marciais e nas terapias, sobretudo na acupuntura. Percebemos isso na forma de tocar, nos suaves agulhamentos, no cuidado com o paciente, na forma de confeccionar os cones de moxa e de aplicá-los sobre a pele; nos estímulos e manipulações gentis das agulhas durante os tratamentos. É nítida uma busca constante pelo aprimoramento.

Kaizen e Ikigai

A acupuntura japonesa é uma evolução da acupuntura chinesa. Ao longo dos anos, os japoneses sempre preconizaram a lapidação e o aperfeiçoamento de todo conhecimento que eles assimilaram na China, seja na arte, poesia, cultura, artes marciais e na medicina.

E o que significa lapidação? É o ato ou efeito de lapidar, de polir, facetar, é o aperfeiçoar. Imagine um diamante quando alguém o extrai: ele é bruto e precisa, ao longo do tempo, ser lapidado. A lapidação não é uma coisa que você consiga fazer de um dia para o outro, é um processo contínuo de melhoramento. Processo semelhante ocorre em nossa vida, estamos sempre em evolução. A busca por esta lapidação e contínuo aprimoramento foi fundamental para evolução da acupuntura no país do sol nascente. Existe um conceito intrínseco no inconsciente, na essência do povo japonês, ele é especialmente conhecido no mundo corporativo e influenciou todos os segmentos daquela nação, bem como contribuiu com a evolução e desenvolvimento do estilo próprio de acupuntura praticado no Japão. Este conceito é conhecido por *Kaizen*, trata-se de algo vivencial e faz parte de uma filosofia muito famosa do Japão, que significa *melhoria — aprimoramento contínuo* ou *lapidação*.

O conceito e a filosofia do *Kaizen* foi e ainda é aplicado presentemente nas grandes empresas do Japão, como Toyota, Mitsubishi, etc. Também influenciou não só o mundo corporativo, mas a vida do povo japonês, seja na cultura, educação, religião e arte. A filosofia do *Kaizen* teve um grande impacto na cultura do Japão, especialmente a partir da revolução Meiji (1968 – 1912), que marcou o fim do período feudal e do xogunato dos samurais, abrindo as portas para a contemporaneidade e inaugurando, gradativamente, no país a modernidade e industrialização. O processo de abertura do Estado japonês foi comandado pelo imperador Mutsuhito, ou imperador Meiji (império iluminado), neste período de transição o Japão voltou para as suas raízes, principalmente espirituais. O imperador Meiji, apesar de ter aberto o Japão para as influências ocidentais e a industrialização, visou preservar os aspectos filosóficos e culturais que distinguem seu povo, inclusive escreveu poemas que fortaleceram o sentimento de coletividade, unidade e singularidade do povo japonês. Uma de suas regras de ouro é "*dar o máximo de si em tudo o que executa*". A ideia de *Kaizen* possui uma relação simbiótica com esse conceito de dar o máximo de si ou de cumprir da melhor forma o seu dever. Esse é um dos princípios do Reiki, criado pelo seu fundador, o sensei Mikao Usui, entusiasta das escritas do imperador Meiji. Conhecido por *gyo hageme*, que pode ser traduzido por *trabalhar duro, ou trabalhar com afinco*. A ideia contida nesses princípios ensina que é fundamental o esforço e a dedicação em tudo que se faz, dando sempre o seu melhor.

A frase a seguir resume bem a essência da filosofia do *Kaizen*: "hoje melhor que ontem, amanhã melhor que hoje!"

Para seguir este princípio é fundamental o compromisso com a autodisciplina, autoanálise e busca pela superação, sempre visando a lapidação e o aprimoramento. A constante procura pelo aprendizado e desenvolvimento faz-se mister neste processo de melhoria contínua, ou seja, é necessário investir tempo, energia, esforço e dinheiro no estudo. Ao longo de mais de duas décadas trilhadas na senda da cura e do autoconhecimento, não medi esforços, tempo e dinheiro, percorri continentes, em busca das melhores formações e dos mais renomados professores. Sem esforço, dedicação e empenho jamais cruzaremos a nossa zona de conforto, rumo ao aprimoramento pessoal e profissional, os frutos que colhemos é diretamente proporcional ao esforço e dedicação que semeamos. Obviamente que, para colocarmos energia em algo, é fundamental sabermos o que alimenta e vivifica nosso ser, o nosso espírito, em suma, é ter consciência do que nos move.

Atrelado ao conceito de *Kaizen,* temos outro conceito — não menos importante e talvez precedente, a ideia de *Ikigai* — Iki, significa vida e *Gai* — valer a pena. O que faz a vida valer a pena ou o que te move, o que te faz levantar todos os dias pela manhã e encarar um dia de trabalho, as dificuldades e superá-las. O seu propósito de vida, motivação e realização. Identificar esse propósito de vida é fundamental para trilhar o caminho do autoconhecimento e aprimoramento, seja em sua profissão ou na vida pessoal. Por isso, observamos os artistas de *shodô*, praticantes da arte tradicional de caligrafia japonesa, buscarem o traço perfeito nos kanjis escritos no papel de arroz. Assim como os adeptos da cerimônia do chá, conhecida por *chadô*, fazerem com que cada momento seja único, através das minúcias e, paradoxalmente, da simplicidade, executada em cada rito na cerimônia do chá, nos dois casos busca-se a perfeição. A ideia implícita de excelência também faz parte da arte do arqueiro zen, conhecida por *Kyudô*. Nela o praticante treina seu corpo e sua mente para se fundirem com o arco e flecha, para que essa se torne uma extensão da sua mente e do seu corpo, para que assim atinja o alvo com magistralidade.

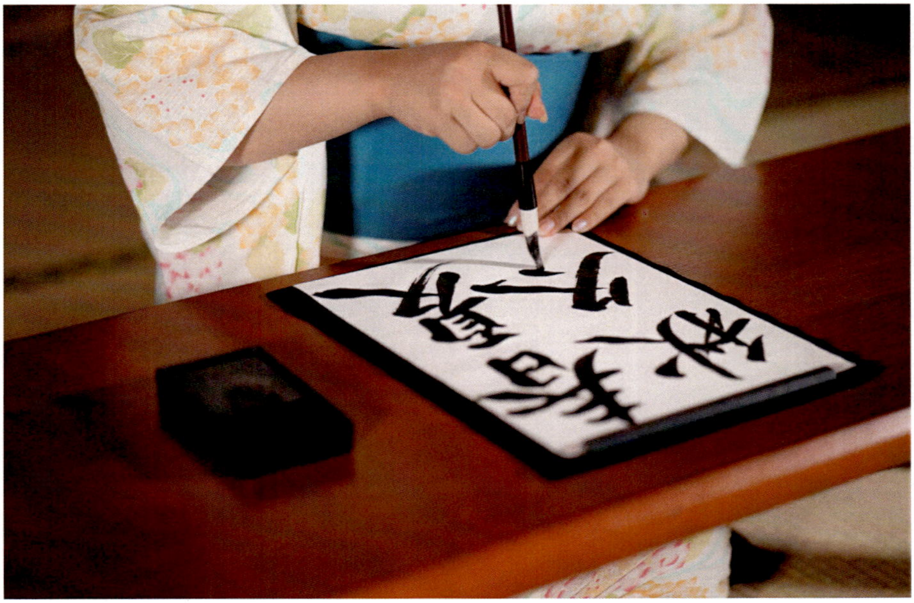

As artes, na percepção japonesa, são consideradas um *Dô*, um caminho sem fim de aprimoramento do corpo e da mente. Várias vezes, meu mestre *yamabushi*, o sendatsu Fumihiro Hoshino dissera, "este caminho não terá fim", ou seja, o autoaprimoramento é algo para ser praticado até o fim dos nossos dias. Portanto, a importância de encontrar o seu *Ikigai*, pois ao descobrirmos aquilo que acende a chama que alimenta nossa vida, conseguimos, ao longo do tempo, tornarmo-nos hoje, melhores do que ontem e, amanhã, melhores do que hoje.

Ao executarmos aquilo que gostamos, as chances de nos tornarmos realmente bons no que escolhemos serão infinitamente melhores, o resto dependerá da proporção de esforço, dedicação e tempo investidos. Conforme apregoa o adágio, "escolha um trabalho de que gostes e não terás que trabalhar nem um dia na tua vida."

E, seguindo à risca o que prega o citado axioma que, aos 19 anos, optei pelas terapias orientais e, em seguida, pela acupuntura. A busca pelo sentido da vida influenciou diretamente na minha aspiração pela acupuntura japonesa, pois, ainda jovem, descobri que minha motivação era cuidar de pessoas, ser um mediador, um facilitador do processo de cura dos seres. E, ao longo destes anos e, até o fim dos meus dias, me dedicarei a lapidação, estudo e muita prática. Em paralelo, descobri minha aptidão para lecionar, que também é algo que vivifica minha alma, multiplicar o conhecimento, atingindo um número crescente de pessoas. Ao ensinar, posso utilizar a chama do meu *ikigai* para acender a chama de outras pessoas, o que para mim, não tem preço. Com isso, uma grande parte da minha rotina é dedicada à transmissão da minha experiência e vivência mediante cursos e seminários, em várias partes do Brasil e do mundo.

Para conquistarmos nossos objetivos, nos tornemos pessoas melhores ou profissionais de alto nível, precisamos ter como pressuposto a conquista pelo constante aprimoramento, e como isso pode ser feito? Disciplina, superação e busca pelo conhecimento. Imagino o que está pensando: "eu não sei o suficiente, preciso aprender." Quando reconhecemos que não sabemos o suficiente e nunca vamos saber, abrimos o espaço para o desenvolvimento e crescimento. O primeiro ponto a ser considerado é a necessidade da busca do conhecimento gradativamente, não se faz uma revolução em apenas um dia, é imperativo que respeitemos o tempo. A revolução interna e o desenvolvimento estão atrelados à prática, ao hábito e a constante repetição, como dizia o filósofo grego Aristóteles: "*somos aquilo que fazemos repetidamente. Excelência, portanto, não é um ato, mas sim um hábito.*" *(Aristóteles)*

A prática precisa ser contínua. Dedique-se a praticar tudo que você vai aprender, vivencie, não acredite no que está sendo ensinado ou proposto, procure aprender e reconhecer, na prática, o que faz sentido para você.

Wa - Harmonia

A palavra *WA* pode significar harmonia, entendimento ou pacificidade, é um elemento inerente à cultura japonesa. O Japão ficou conhecido pela terra do sol nascente, isto se deve a sua localização, no extremo leste da Ásia, zona marcada por constantes incidências de furacões, tufões, tsunamis e erupções vulcânicas. Seu posicionamento geográfico, acima de um conjunto de placas tectônicas, e o fato de ser um país composto por quatro grandes ilhas, são os principais motivos pelos quais o Japão passa por constantes desastres naturais. O país recebeu ao longo da história uma forte influência da China, especialmente no que diz respeito à cultura, filosofia, medicina, arte, vestimentas e escrita; inclusive foram os chineses que apelidaram-no de "país do sol nascente", pois, toda vez que os chineses olhavam ao leste, no sentido onde se localiza o Japão, se precipitava o alvorecer.

Acredita-se que foram os comerciantes e jesuítas portugueses, os primeiros a levarem a palavra Japão à Europa. O veneziano Marco Polo, também auxiliou na disseminação do nome Japão, no seu livro "O Milhão" onde são descritas suas viagens e aventuras pela Ásia, entre 1276 e 1291.

No momento em que o primeiro embaixador japonês foi enviado para a capital oriental chinesa, na dinastia Han, em 57 d.C., o Japão passou a ser chamado de *Wa* (*Wo*), uma forma de designar o povo japonês.

Por volta de 600 d.C., o príncipe regente do Japão, Shotoku (574 – 622 d.C.), que era um admirador da cultura e filosofia chinesa, enviou emissários para estudarem a filosofia confucionista e o budismo, para assim introduzir vários aspectos desta cultura no país. Desta forma, foram incorporados o calendário chinês, sistema de estradas e a construção de templos budistas no Japão, bem como o modelo educacional de Confúcio.

Em um dos antigos livros de história da dinastia Tang na China, vê-se a referência ao Japão como *Wa* (倭). A etimologia do termo *wa*, significa obediente, dócil, submisso, manso, etc.

Embora não fosse um significado ruim, os antigos japoneses odiavam esse nome porque, foneticamente, o som se assemelhava a um termo que significava "anão" ou "pessoa muito baixa". Em geral, apesar do povo japonês possuir uma estatura baixa e mediana, eles não ficaram muito contentes com este estereótipo, modificaram o Kanji original de Wa(倭), por este outro Kanji, *Wa* **(和),** que significa, "paz e harmonia". Esta ideia de passividade, se tornou tão importante na cultura japonesa, que o príncipe regente do Japão, Shotoku, estabeleceu um artigo na constituição do Japão sobre o tema, com a ideia de cooperação mútua, especialmente, no que diz respeito ao equilíbrio nas relações humanas. Diante disso, inferimos a forte influência que o confucionismo empregou na essência dos japoneses.

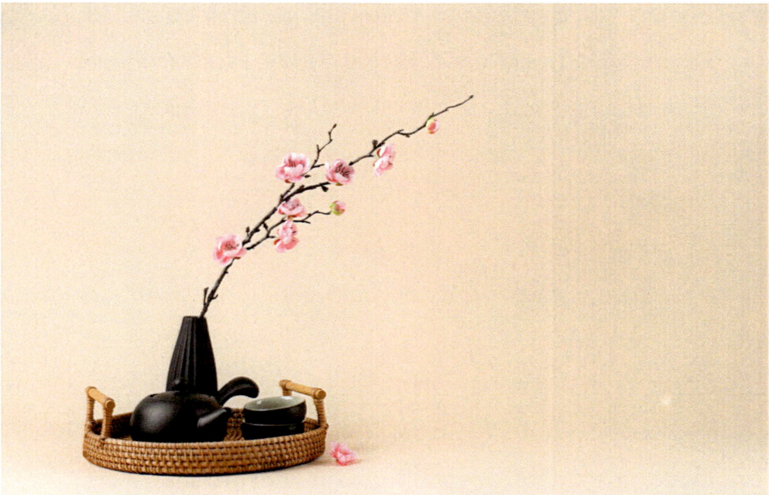

Ikebana

A ideia de harmonia passou, igualmente a outros conceitos, a influenciar a arte, religião, caligrafia e a cultura em geral, como na cerimônia do chá, na caligrafia — *shodô*, na arte de arranjo floral, conhecida por *ikebana*, bem como em outras expressões artísticas. E não diferiu na medicina, a acupuntura japonesa, em especial, sofreu grande influência deste conceito de harmonia e equilíbrio. Ao observarmos um jardim zen budista, toda sua forma e estrutura são pensadas para que se transmita a sensação de proporção e simetria. Equivalentemente ocorre no arranjo floral — *ikebana*, a quantidade de flores, a harmonia entre as cores, juntos aos outros arranjos, faz com que nada ali seja mais ou menos, essa é a ideia de equilíbrio. Na caligrafia, procura-se pela execução de traços harmônicos e perfeitos, com linhas específicas, que representem o estado de espírito do calígrafo. Na arte do arqueiro zen, corpo e mente devem estar sincronizados para o alvo ser atingido com precisão. Nas artes marciais, armadas e desarmadas, não deve diferir, o *aikidoka* deve buscar a sincronicidade dos movimentos, associadas à leveza e força da técnica. Assim como o espadachim do *aidô* deve fazer de sua katana a extensão do seu corpo, o acupunturista e sua agulha devem tornar-se unos. O espírito do acupuntor deve permear o corpo da agulha para que, ao primeiro contato com a pele do paciente, modifique, segundo sua vontade e estímulo, a força vital que percorre seus canais, fazendo com que reencontre seu estado natural de equilíbrio; através da forma gentil de se aplicar a acupuntura japonesa, por meio de estímulos leves, sempre os modulando, para não passarem da medida necessária ao organismo, com vistas a despertar a característica curadora e reparadora de cada indivíduo. A essência de *Wa* perpassa ao ambiente de trabalho, pois ao chegar em um recinto harmônico e organizado o paciente recebe os primeiros estímulos que fazem florescer tais atributos em seu espaço mental, o que, certamente, refletirá em seu tratamento. Talvez por isso os japoneses deem tanto valor à organização e a limpeza de seus ambientes. Basta observarmos, as crianças japonesas, desde o ensino fundamental, na mais tenra idade, aprendem a contribuir com a ordenação e limpeza, o mesmo ocorre nos dojos de artes marciais, onde, às vezes, se limpa mais o ambiente do que se treina.

O conceito que está na retaguarda desta conduta é a limpeza e organização mental, ao praticarmos uma forma externa de purificação e ordenamento, treinamos a mente para que se mantenha equilibrada e organizada. O conceito de *wa* deve preencher nossa rotina, sobretudo, para aqueles que possuem uma profissão na área da saúde, como a de terapeuta. A concepção e a vivência do *wa* faz uma grande diferença na vida e nos resultados conquistados em nossa prática.

Ao falar da ideia de *wa* sempre me vem à mente uma da frase dita a mim, pelo mestre Fujimoto, em um dos treinamentos que fiz com ele no Japão: "鍼を愛しなさい *Hari o ai shinasai* — acupunturista deve amar a agulha". A primeira vista entendi essa frase em seu sentido mais sucinto que: como a agulha é o principal instrumento usado pelo acupunturista, devemos amá-la e sermos gratos. No entanto, ao longo do tempo, após um ganho de experiência, tive uma nova compreensão, em um átimo de gnose, ficou claro que amar a agulha é entrar em harmonia, tornar-se indiviso, fundir-se em espírito com o instrumento, para que ela se torne uma extensão da sua mente. Que ela seja como a vara mágica ou o cajado do mago, sem o mago e a sua mente, o cajado será somente um pedaço de pau, assim como a agulha, sem o acupunturista e a sua força mental, será somente um filete de metal. É o acupunturista que anima a agulha, ele é o espírito, ela, o corpo!

É fundamental que não sejamos apenas "espetadores" de agulhas, pois se assim o fizermos, não atuaremos como mediadores entre as energias celestes, que descendem em direção à Terra, e as energias terrestres, que ascendem em direção ao céu. Ao colocarmos a nossa mente em harmonia com a agulha e paciente, podemos facilitar o fluxo de energia pelo corpo dos nossos pacientes, catalisando o seu estado de autocura.

O objetivo da acupuntura é encontrar a harmonia, haja vista que a doença é resultado de um estado de desarmonia mental, física e emocional. O indivíduo adoece, exatamente por estar em um estado de desordem. A meta do acupunturista é resgatar o estado de equilíbrio perdido pelo paciente. Para isso o terapeuta deve estar atento e consciente de sua postura, fala, vestimentas e a organização do seu consultório, para persuadir o paciente à cura, desde seu primeiro contato visual, despertando o estado de equilíbrio latente em cada um deles. Suas técnicas necessitam ser precisas, assim como seus estímulos, toque e fala. Uns dos fatores cruciais para obter um bom resultado nos tratamentos se deve não só a uma técnica apurada, mas a empatia e confiança, sobretudo entre paciente e terapeuta, vez que tal conexão é determinante para o resultado. Caso o terapeuta não produza o convencimento, seja através do carisma, postura ou fala, o percurso será bem mais difícil, bem como a conquista do resultado. E mais, o efeito do primeiro encontro, seja, pela técnica ou afinidade, é preponderante na continuidade do tratamento e em seus resultados.

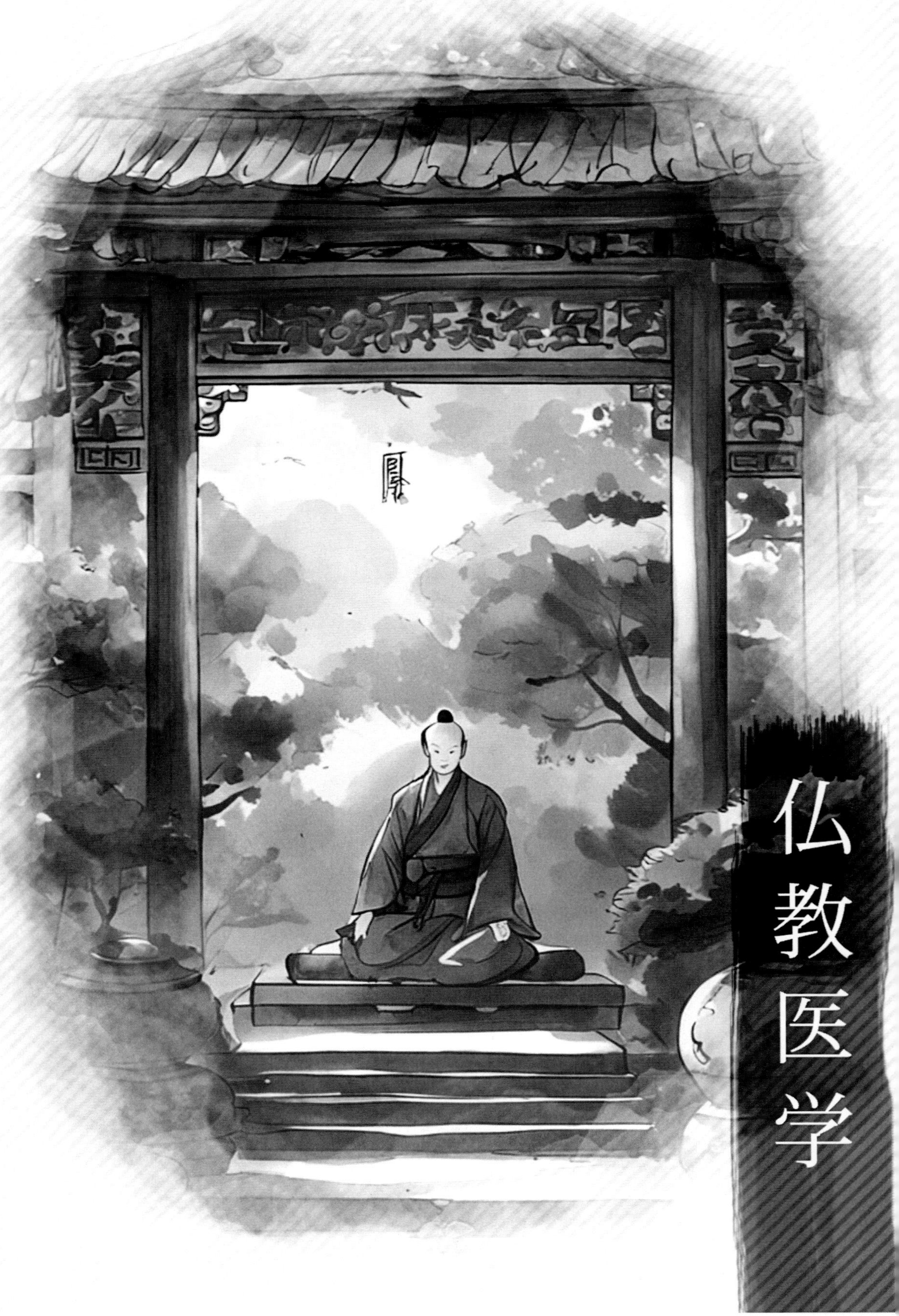

仏教医学

A MEDICINA BÚDICA

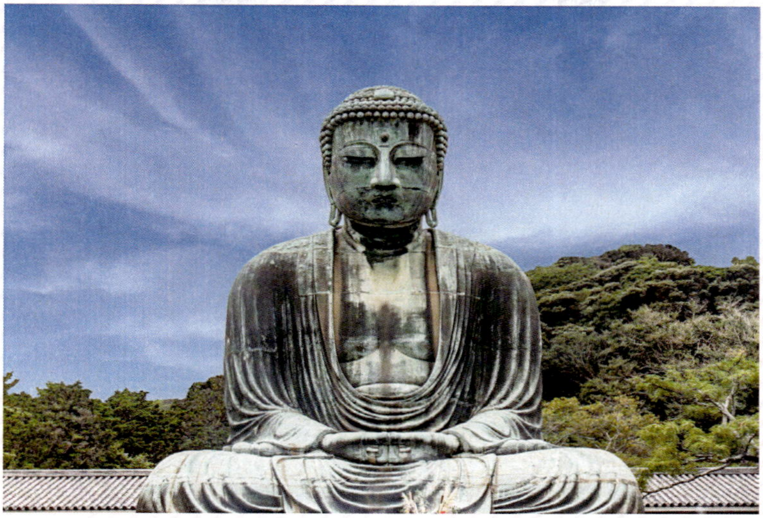

Buda de Kamakura

O budismo passou a ser disseminado da Índia para outros países da Ásia através da famosa rota da seda, que teve seu início por volta do século II a.C., favorecendo um grande intercâmbio comercial e cultural, sendo considerada a primeira globalização mundial. Neste período, a rota comercial era intensa, especialmente, no comércio das especiarias oriundas da Índia, houve conjuntamente a difusão da arte greco-budista, conhecida por gandhara, estimulada por Alexandre, O Grande. Além do comércio, o intercâmbio se desenvolveu também no âmbito cultural, religioso, tal qual na medicina, favorecendo a conexão cultural e espiritual da Ásia, especialmente através da difusão do budismo, que cruzou a fronteira da Índia, sendo transmitido a outros países, como China, Coreia e Japão. Diante da abertura propiciada pelo comércio da seda, muitos monges, oriundos da China, foram estudar na Índia, Coreia e, posteriormente, Japão. No período asuka, vários profissionais viajaram para o Japão como engenheiros, construtores, médicos, fitoterapeutas e acupunturistas, muitos deles eram monges budistas.

A interconexão entre os países se fortaleceu, intensificando-se no Japão, no período Nara (710 a 794 d.C.). Nesse processo, muitos monges trouxeram consigo não só os ensinamentos do budismo, mas também as práticas médicas desenvolvidas na China como a acupuntura, a fitoterapia, massagens e as técnicas de moxabustão.

No Japão, as terapias e a arte médica, durante muito tempo, especialmente no período medieval, estiveram intrinsecamente relacionadas com o budismo, sendo transmitidas ao longo dos anos por monges. Esses saberes foram repassados, conjuntamente, através da transmissão do budismo advindo da China e Coreia para o Japão. Os monges japoneses que foram estudar na China e Coreia trouxeram consigo, não somente a prática espiritual e religiosa, mas inúmeros conhecimentos médicos. Em 608 d.C., a Imperatriz Suiko enviou jovens médicos japoneses para estudar na China, para que aprendessem a medicina chinesa kampo e, posteriormente, pudessem aplicá-la no Japão. Ao retornarem, trouxeram grandes mestres e monges budistas, versados nas artes de cura da medicina chinesa, fazendo com que esse conhecimento se integrasse às práticas espirituais budistas, difundidas no Japão. Kobo Daishi, conhecido por Kukai, foi a figura mais eminente deste processo no Nihon, viajou à China para estudar o budismo esotérico chinês e retornou ao Japão fundando o budismo shingon. Com os conhecimentos esotéricos do tantra chinês, ele transmitiu as práticas e técnicas da moxaterapia, que passaram a ser esparsas e praticadas em inúmeros templos do Japão. Ainda o são hodiernamente, em cerimônias especiais como a do horokokyu, moxa aquecida em um prato de barro na região do ponto hiyakue (vaso governador 20).

A medicina búdica se desenvolveu no Japão através da grande conexão daquele povo com Yakushi Nyorai (Japão) ou Bhaisajyaguru (sânscrito), conhecido por Buda da Medicina ou Buda da Cura. Há inúmeros templos e santuários dedicados ao Buda da Medicina, haja vista que, na visão budista, inúmeras enfermidades e doenças possuem um caráter espiritual. Muitas cerimônias de moxaterapia utilizadas em templos japoneses visam à cura espiritual, para que, posteriormente, o praticante obtenha a cura física. As doenças físicas, segundo a tradição budista, são consequências de problemas de cunho espiritual, em alguns casos nas tradições antigas e autóctones do Japão, a doença fazia parte de uma influência ou até mesmo de uma possessão espiritual, somente rezando para esses espíritos que o indivíduo poderia recobrar a saúde.

O budismo esotérico, trazido por Kukai ao Japão, desenvolveu-se e passou a fazer parte da corte imperial. Incontáveis cerimônias e rituais eram realizados visando proteger o imperador de infortúnios e maus agouros, por tal o budismo se fortaleceu e a prática de cura também passou a ser algo inerente à religião.

Se pensarmos que a grande maioria dos monastérios se localizavam no alto das montanhas, era fundamental que os praticantes tivessem o conhecimento de práticas médicas, especialmente as técnicas orientais, seja a fitoterapia, moxabustão ou acupuntura. Pois, caso alguém adoecesse no monastério até que um médico subisse a montanha para tratá-lo ou o doente descesse, dependendo da enfermidade, seria tarde demais. Portanto, foi imperioso que na tradição desenvolvessem o conhecimento das práticas e das artes de cura, que passou a ser transmitido de geração em geração.

Somente com o advento do Código Taiho, no ano 701, que se estabeleceu o primeiro sistema legal no Japão voltado para os assuntos médicos, o ishitsuryo, que se aplicava à prática e ao ensino médico, dando origem ao tenyaku-ryo, o antigo ministério da saúde, trabalho e bem-estar, responsável por criar o departamento oficial de acupuntura e moxabustão, outorgando os três graus aos praticantes: professor, terapeuta e estudante de acupuntura.

A partir do livro "Ishinpo", escrito por Yasuyori Tanba, iniciou-se a formalização do ensino e prática da acupuntura no Japão.

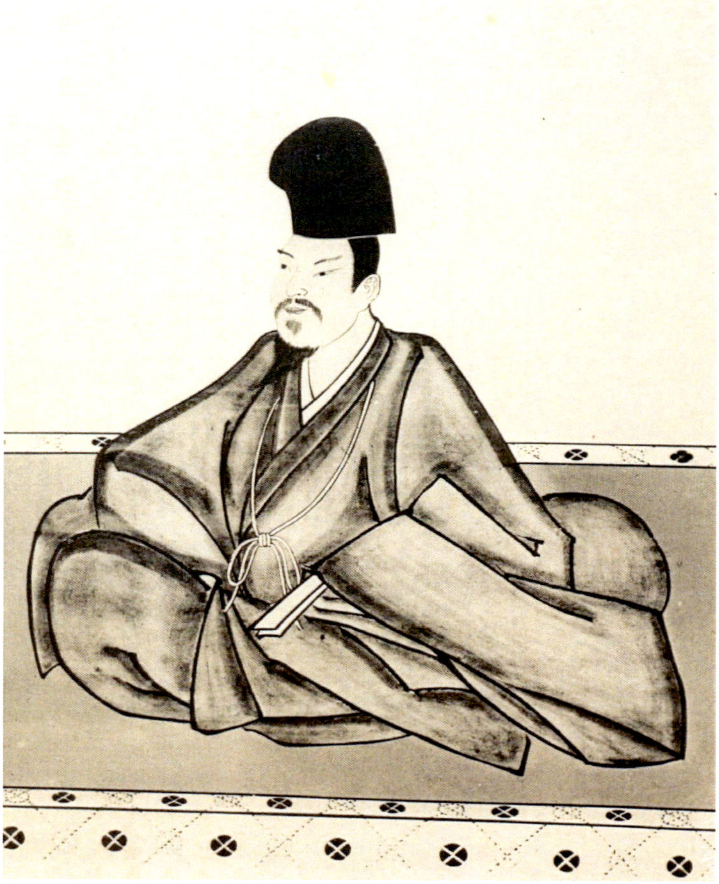

Yasunori Tanba - Wikimedia Commons

No meu processo de aprendizado, como relatei anteriormente, também iniciei meus estudos das práticas e terapia japonesas, por meio de um monge budista. O monge Tokuda Igarashi teve um importante papel na disseminação da acupuntura e terapia japonesa no Brasil. Tokuda Sensei faz parte da escola soto zen, é versado em filosofia budista, diplomado pela Universidade de Komazawa no Japão, tornou-se um exímio fitoterapeuta e acupunturista. O monge Tokuda ao difundir o budismo e a meditação no Brasil trouxe os conhecimentos do shiatsu, moxaterapia, acupuntura e especialmente da fitoterapia *kampo*. Ao treinar aqueles que estavam ávidos pelo conhecimento das práticas de meditação, ele também dava a oportunidade para os praticantes budistas aprenderem sobre as técnicas que dominavam. Um de seus principais e mais antigos discípulos foi o monge Marcos Beltrão, também conhecido por Marcos Ryokyu, com quem estudei por mais de dois anos.

日本の治癒術における武道の影響

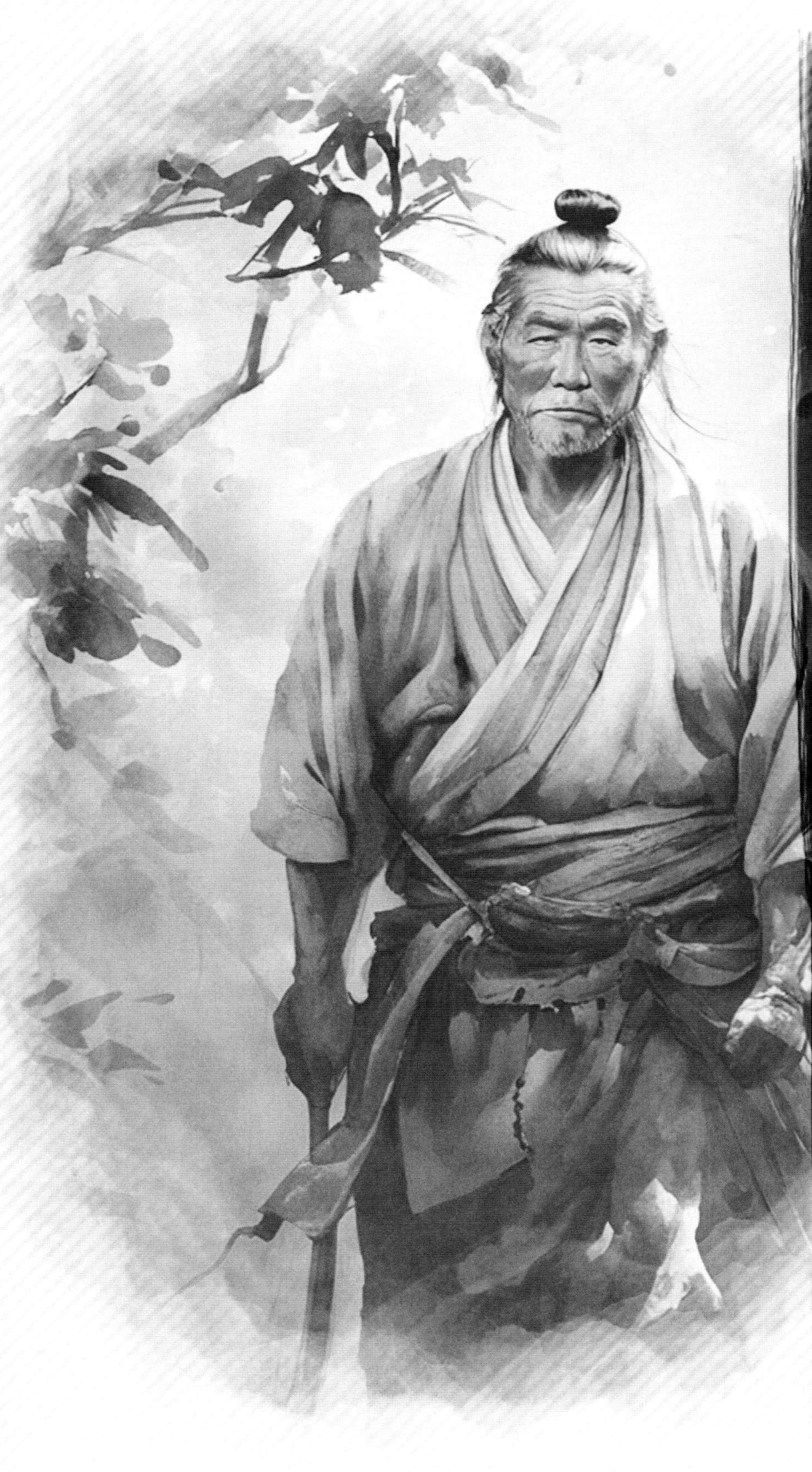

A INFLUÊNCIA DAS ARTES MARCIAIS NAS ARTES DE CURA JAPONESA

As artes marciais estão intimamente relacionadas com a medicina oriental, ambas andaram juntas ao longo dos milênios em toda Ásia. Grande parte do conhecimento dos pontos, utilizados na medicina oriental, foram transmitidos secretamente nas artes marciais. A Índia, considerada o berço da medicina oriental, desenvolveu esse conhecimento há mais de cinco mil anos. A medicina Ayurvédica, tida como primogênita das artes médicas de cura na Ásia, possui um papel fundamental neste processo, assim como o *Kalari Payattu*, método de combate originário do sul da Índia, na região de Kerala, também considerado por muitos pesquisadores das artes marciais como o progenitor dos demais estilos praticados na Ásia. Nesse estilo marcial utilizam-se técnicas armadas e desarmadas; nos métodos de corpo a corpo, seus praticantes estudavam 108 pontos vitais no corpo, que eram utilizados para imobilizar, ferir, lesionar e até matar o oponente. Ao longo do tempo, os praticantes descobriram que os pontos que feriam e matavam eram os mesmos que poderiam curar certas doenças e lesões. Entre o remédio e o veneno, a diferença está na dose, dependendo da forma que são manipulados e estimulados estes pontos, o praticante poderia curar ou matar. Além das técnicas de combate, os guerreiros se desenvolveram nas artes de cura, sob influência do ayurveda. Devido aos longos períodos de treinos, se tornou cada vez mais necessário o restabelecimento do corpo, vítima de fadiga, lesões, fraturas e contusões; desenvolveu-se no estilo uma prática específica de massagem, chamada *chavutti thirummal*. Essa técnica usava massagens vigorosas realizadas com as mãos e, especialmente, com os pés, utilizando óleos medicados com ervas próprias, segundo a necessidade e área afetada do praticante e a depender do tipo de lesão, com o intuito de revigorar os músculos fatigados após longas horas de treino.

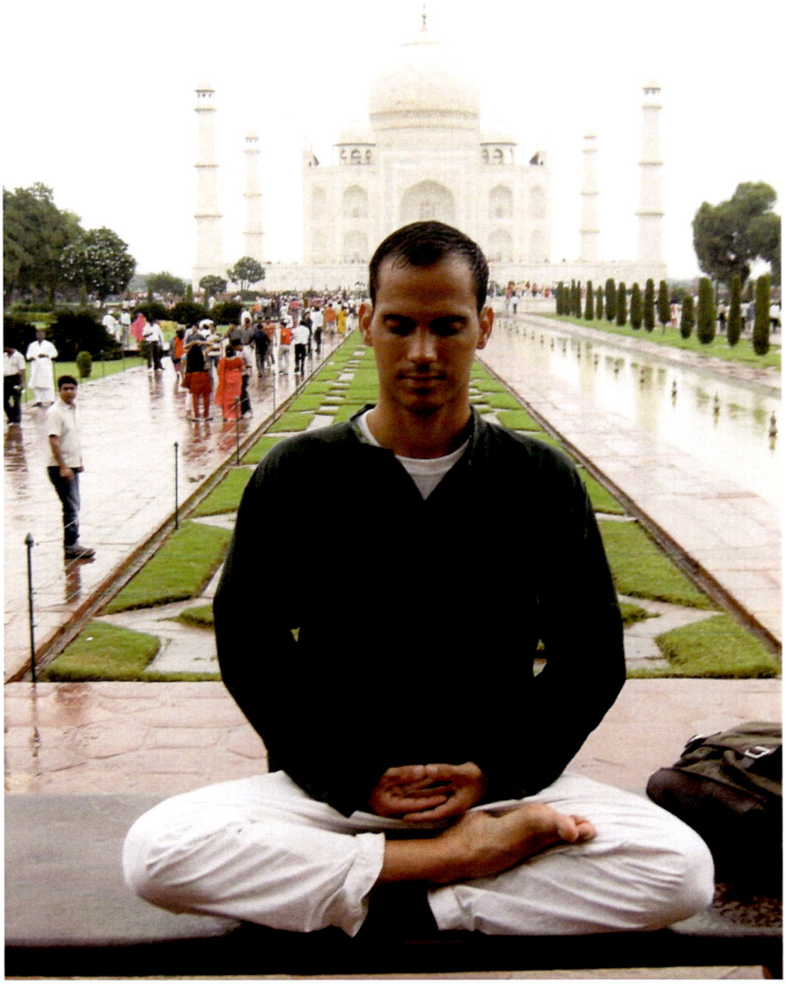

Sensei Valério Lima, em frente ao Taj mahal (Índia)

Em minha primeira viagem para Ásia, em 2009, fui para a Índia receber iniciações no budismo tibetano, que me autorizariam a realizar um tradicional retiro de três anos, três meses e três dias, pelo qual, durante muitos anos, foi uma meta a ser alcançada. Contudo, após passar um mês imerso em mantras, meditações e iniciações budistas nos monastérios *Sherabling*, em *Himachal Pradesh*, de sua santidade Tai Situ Rinpoche e Kalu Rinpoche, próximo à cidade de Sonada, em Darjeeling, aos pés do Nepal, entrei em um forte processo de crise existencial! Decidido a modificar os rumos da minha vida, retorno a minha raiz: as práticas e terapias japonesas. No entanto, antes de retornar ao Brasil, optei por ficar por um período em New Delhi, para me aprofundar em alguns tópicos da medicina ayurvédica, dentre os quais, as técnicas de massagens dos guerreiros de Kerala. Então, após uma busca minuciosa, encontrei uma escola de medicina ayurvédica, do estilo praticado na região de Kerala, onde, segundos historiadores, o ayurveda e a arte de combate do Kalari surgiram. Naquela ocasião iniciei meus estudos com um mestre praticante de *Kalari Payattu*, dediquei-me ao estudo da Chavutti Thirumal, método de massagem utilizada pelos guerreiros do Kalari. Foi uma experiência incrível e marcante, receber os ensinamentos de um mestre das artes marciais e de cura. Sua forma de transmissão consistia em aplicar a técnica em mim nos primeiros dias, depois eu deveria aplicá-la em um de seus discípulos, sobre a sua supervisão e correção. No método da *chavutti* utilizamos as mãos e os pés, normalmente nas escolas e centros de terapias de Kerala existem cordas fixadas ao teto da sala onde o terapeuta pendura-se para aplicar as técnicas de deslizamento e pressão nos marmas, utilizando os pés. Marmas são os pontos de pressão utilizados na arte marcial e também nas terapias manuais presentes na ayurveda, como a massagem *abhiyanga* e a própria *chavutti*. Muitos destes marmas possuem localizações similares às encontradas na acupuntura chinesa e japonesa e, ao estimularmos, mobilizamos o prana pelos canais, muitos deles, quando manipulados, estimulam os sete *dhatus* ou tecidos, conhecidos na ayurveda como: *rasa* (plasma), *rakta* (sangue), *mamsa* (músculo), *meda* (gordura ou tecido adiposo), *asthi* (ossos), *majja* (nervos), *shukra* (tecido reprodutor), após concluir os estudos retornei ao Brasil.

Esse conhecimento, que aflorou e se desenvolveu na Índia, teria sido disseminado na China, através dos ensinamentos do príncipe guerreiro Bodhidharma. Ele advinha de um reino do sul da Índia, descendia de uma família de xátrias, casta guerreira e militar do sistema social védico-hindu, das quais Buda e Mahavira pertenciam. Bodhidharma era filho do rei Sughanda, quando jovem se converteu ao budismo e estudou a antiga arte marcial *vajramushti*, com o mestre Prajnatara, essa arte é considerada antecessora do *Kalari Payattu*.

Segundo consta, Bodhidharma viajou por mais de três anos de navio da Índia até chegar à China, por volta do ano de 475, para disseminar o budismo chamado Mahayana, cuja base era a meditação. Ao chegar não encontrou adeptos na China, vendo que não tinham pessoas que mereciam aquele conhecimento, ele resolveu adentrar em uma caverna e ficou por muito anos meditando. Conta-se que, para manter-se desperto em meditação, arrancou suas pálpebras para não mais dormir. No Japão, Bodhidharma é conhecido por Daruma (em japonês だるま), ele é representado por uma espécie de boneco. Bodhidharma ficou conhecido por fundar o Zen Budismo na China, que era conhecido pelo nome de Escola Chan. Ele atingiu a "iluminação" após meditar por um período de nove anos na caverna, dizem que ele permaneceu sem mover ou fechar seus olhos, em razão da remoção das pálpebras. O nome Daruma foi dado pelos japoneses (vem da pronúncia de Dharma).

O Daruma é geralmente feito de madeira, representado por uma figura arredondada, possui o corpo vermelho e não tem braços nem pernas, seus olhos não têm pupilas. As pessoas usam os bonecos para fazerem pedidos.

Ao sair da caverna, após sua iluminação, Bodhidharma se dirigiu ao Templo de Shaolin, onde se deparou com as condições precárias de saúde dos monges, oriunda da inatividade destes. Foi então que ele iniciou os monges nas práticas de exercícios físicos e respiratórios, baseados na arte marcial indiana, yoga, no antigo kung fu chinês e nas práticas de meditação. Transformou os praticantes tanto física quanto espiritualmente, dando origem ao kung fu shaolin que conhecemos hoje.

Esse conhecimento que se desenvolveu no monastério de Shaolin chegou ao Japão, na região de Okinawa, originando o Karatê. Okinawa é conhecida como o berço do Karatê e teve a influência direta do Kung Fu de Shaolin. Assim como o Karatê, a antiga arte do *jujutsu*, desenvolveu o estudo dos pontos vitais no corpo. A arte dos samurais recomendava a defesa armada e desarmada, após perder sua katana em uma batalha os samurais necessitavam continuar defendendo-se e, neste combate corpo a corpo, os praticantes do *jujutsu*, desenvolveram alavancas de projeção, bem como ataque aos pontos vitais, conhecidos por *atemi–waza*. Os pontos eram minuciosamente estudados pelos praticantes de *jujutsu* para ferir, projetar, imobilizar, punir ou até mesmo matar seu oponente nos campos de batalha.

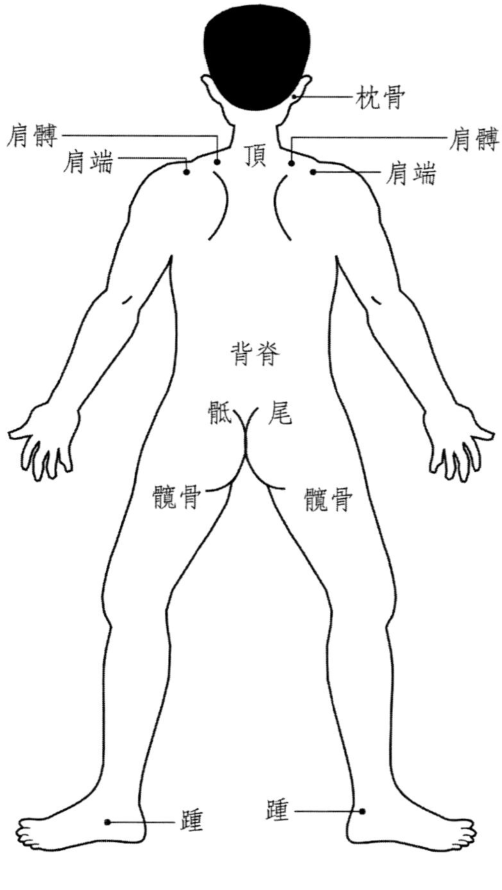

Atemi Points

Com o final do xogunato Tokugawa e da ditadura feudal, que dominou o Japão de 1603 a 1868, foi decretado o fim dos samurais e o início da era e da revolução Meiji. As artes marciais seguiram, ao longo do tempo, a transformação para o "Dô", caminho de aprimoramento do corpo e do espírito, através dos estilos de defesa pessoal como: karatê-dô, Ju-dô e Aiki-dô. O Judô de Jigoro Kano é considerado uma evolução do *jujutsu* tradicional.

Com o uso de projeções e imobilizações e, ao longo das práticas do judô, muitos praticantes lesionavam-se, ocorriam fraturas, contraturas, torções e desmaios por asfixias. Com a necessidade de promover um socorro imediato aos praticantes, foi desenvolvida uma técnica de reanimação e primeiros socorros que ficou conhecida por *Kuwatsu*, utilizada em várias artes marciais, especialmente no Judô. A técnica utiliza pressões e mobilizações em áreas e zonas vitais, para reanimar o praticante ou reposicionar articulações, que saíam do lugar nas projeções. O seitai é um método de ajuste e reorganização do corpo, desenvolvido no *jujutsu,* praticado pelos samurais, visando reposicionar as articulações osteo-musculares afetadas durante os intensos treinos.

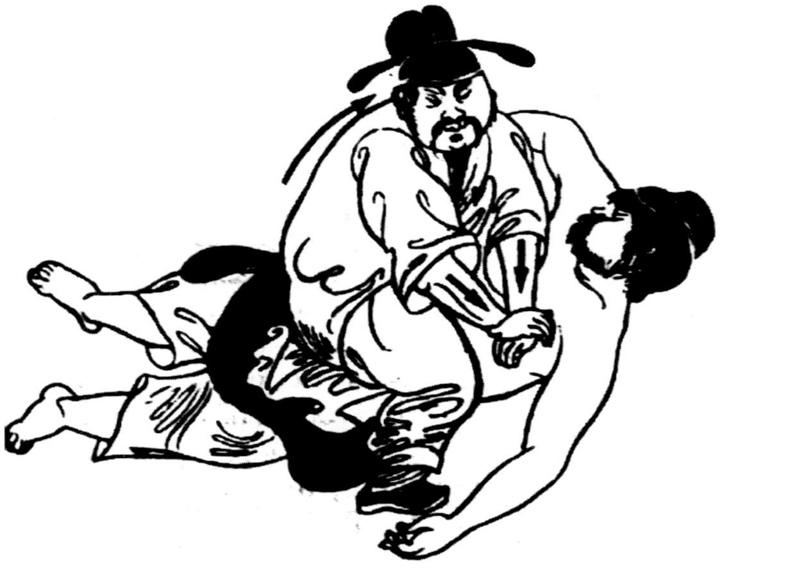

Essa é a arte que mais detém conhecimento sobre o uso de pontos no Japão. Nas artes marciais, o *jujutsu*, sempre foi a minha principal arte marcial, por mais de dez anos me dediquei à prática do Aikido, tendo como professores: sensei Ivan Reis (5º Dan) e o sensei Ichitami Shikanai (7º dan). Após anos dedicados ao Aikido, descobri o *Hakkoryu Jujutsu*, a escola das oito luzes, nome que faz menção à oitava cor, a ultravioleta, aquela que é imperceptível no arco-íris. Esse estilo, oriundo do *jujutsu* tradicional, foi criado e desenvolvido pelo mestre Okuyama Ryuho (1901–1987). Após seus estudos em várias artes armadas e desarmadas, aliados aos seus conhecimentos e práticas de medicina oriental e ascética do *shugendô*, criou um sistema marcial completo, baseado no conhecimento dos *keirakus* (meridianos) e *tsubôs* (pontos) utilizados no shiatsu; visando imobilizar e projetar facilmente um oponente, especialmente ao pressionar *tsubos* especiais do corpo. Esse estilo marcial combina técnicas de torções, projeções e imobilizações feitas a partir da pressão, realizadas nos pontos vitais. Para se desenvolver e avançar nesta arte, o praticante necessita do conhecimento do shiatsu, em especial o método desenvolvido por Shodai Okuyama, conhecido por *Koho Shiatsu* ou shiatsu imperial.

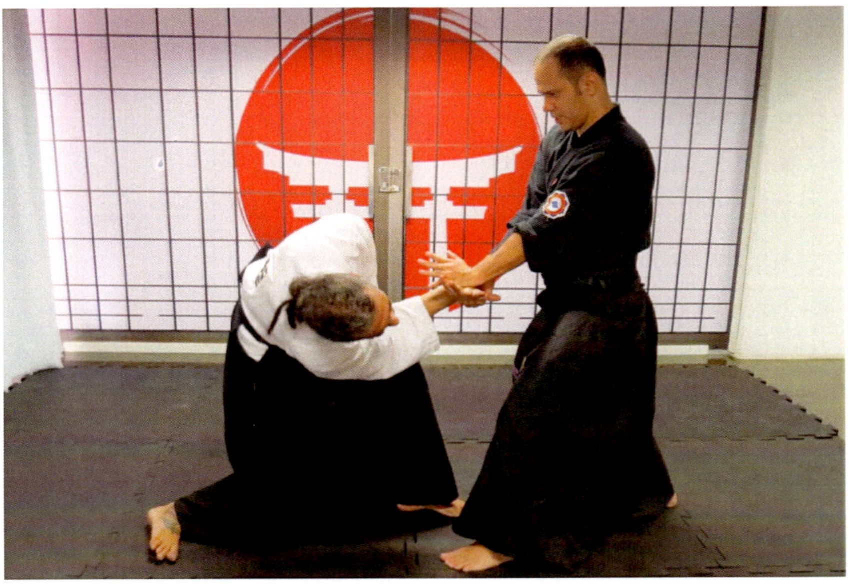

Sensei Valério Lima aplicando a técnica de tekagami tachi waza

Antigamente na China e no Japão, quando o discípulo seguia em busca de um mestre de artes marciais, buscava também ensinamentos em medicina oriental. Em geral, os grandes mestres de artes marciais, também eram versados em medicina tradicional oriental, detinham um vasto conhecimento de acupuntura, moxaterapia, fitoterapia e terapias manuais como o seitai. Na verdade, a medicina oriental e as artes marciais sempre andaram juntas, sobretudo no Japão.

Ao ministrar formações em acupuntura, shiatsu e anma, tenho em vista ensinar os principais elementos convergentes na medicina oriental e nas artes marciais, particularmente no que diz respeito às posturas corporais adequadas, centradas em nosso centro vital, conhecido como *hara*, tão importante nas artes marciais; assim como a respiração realizada no tanden, zona localizada abaixo do umbigo, conhecida na medicina chinesa por *dantien*. A respiração é um forte elemento de interseção entre os dois saberes e é fundamental para o terapeuta, particularmente para que não se sinta desgastado após um longo dia de atendimento. A respiração é tão importante nas artes marciais, que um dos maiores mestres do MMA, Rickson Gracie, que ficou por mais de quatrocentas lutas invicto, publicou um livro relatando toda sua trajetória com o sugestivo título: "Respire". Grande parte do seu sucesso como artista marcial, se deve não só ao estilo marcial de jiu-jitsu desenvolvido pela família Gracie, mas sobretudo, por todo conhecimento que Rickson teve a partir dos exercícios de respiração. Segundo relata em sua autobiografia, a respiração o auxiliou muitas vezes a manter a calma durante as lutas, particularmente em situações desfavoráveis, em suas palavras: "a *respiração sempre o ajudou a ficar confortável no desconforto*". Todos que conhecem o jiu-jitsu ou o MMA, entendem a complexidade de sua fala.

No Japão, a filosofia de ensino e didática das artes marciais influenciou diretamente as terapias tradicionais japonesas como a acupuntura, a moxaterapia e o shiatsu, através dos conceitos fundamentais de *dojo*, *kata, waza e Kihon,* abordarei seus conceitos a seguir.

Dojô, Kata, Waza e Kihon

- ### Dojô

A palavra Dojô (道場) significa, literalmente, lugar do caminho ou lugar de praticar, trilhar e percorrer ao longo da vida, uma arte ou filosofia, que implique não somente em aprender um ofício ou técnica, mas uma filosofia de vida, para lapidar não só o corpo sobretudo, a mente e o caráter do indivíduo. O vocábulo *dojô* foi extraído do zen budismo e pode ser entendido como lugar de iluminação, pois era o lugar onde os monges praticavam meditação, especialmente o *zazen*, a qual é a meditação formal realizada no budismo zen. Contudo, o termo tornou-se mais conhecido dentro do *Budô*, sendo o termo genérico para designar as artes marciais japonesas ou o caminho marcial, como do Judô, Aikidô, Kendô e Karatê. O Kanji final **Dô (道)** é idêntico ao caractere chinês que descreve a palavra **Tao** (道), ambos possuem o significado de caminho.

Dentro do taoísmo, o Tao não é apenas um caminho físico e espiritual, é entendido como o *absoluto* que, por divisão, gerou os opostos/complementares, manifestos no símbolo cósmico do *Tai Chi*, conhecido através das duas forças opostas e complementares, do *yin* e *yang*, como vemos em uma das passagens do Tao Te Ching, O Livro do Caminho Perfeito, escrito por Lao Tsé:

O Tao gerou um.

O um gerou o dois.

O dois gerou três.

O três gerou as dez mil coisas.

As dez mil coisas carregam o Yin e abraçam o Yang.

Elas atingem a harmonia ao combinar as forças.

Seguir o Tao é caminhar em direção ao ideal do sábio taoista, o qual é viver conforme o fluxo da natureza, integrar-se ao plano absoluto, inefável, incomensurável e incognoscível, que está além das percepções e compreensões da razão e dos cinco sentidos. Diferentemente dos chineses, que possuem uma abordagem mais metafísica do caminho, o caminho proposto pelos japoneses é pautado em uma filosofia de vida prática, enriquecida pela constante lapidação da mente, através do corpo. Isso pode ser percebido claramente em um *dojô* de artes marciais, onde uma série de condutas e etiquetas, contribuem para o aprimoramento do indivíduo, envolvendo desde o respeito e cuidado com o lugar físico, tal qual deve ser com seus colegas de treino e com seu sensei.

A disciplina zen budista é um exemplo, grande parte do treinamento realizado em um monastério é pautado pelo trabalho diário árduo, conhecido por *samu*, que passa pela limpeza, organização e manutenção do templo, conjuntamente à prática de meditação *zazen*, focada no corpo. Através da disciplina e de um sistema educacional baseado na memória e cognição do corpo, consiste nas formas de vivenciar o zen budismo e aprendê-lo, diferentemente do meio tradicional que conhecemos, sendo puramente intelectual. Para os budistas, o corpo é considerado uma extensão fundamental da mente, sendo pelo treinamento contínuo de uma postura física muito específica, realizada durante várias sessões de meditação, com duração média de quarenta minutos, que o praticante treina sua mente. Nas artes tradicionais japonesas, o treinamento é muito similar ao dos monges, a limpeza, etiqueta, postura, respeito, constante observação e repetição das técnicas é a via principal de desenvolvimento e aprendizado.

Quando adentrei nas artes marciais em 2004, através da prática do *aikidô*, passei por um conflito, embora tenha passado grande parte da minha juventude envolto em atividades esportivas como futebol e o surfe, na época fazia a graduação em Filosofia, na Universidade Federal de Goiás. Apesar do meu grande interesse no estudo da filosofia oriental, as graduações em Filosofia eram (e ainda são) orientados com base na filosofia ocidental, focados exclusivamente no intelecto. Ao iniciar a prática do *aikidô* sentia muita falta de explicações, teoria, conceitos e história, contudo, a duras penas, aprendi e percebi que os conceitos e teorias acerca do *aikidô*, não auxiliariam o meu desenvolvimento pessoal e técnico dentro do *dojô*. Os mecanismos de aprendizado e desenvolvimento das artes marciais nipônicas passam por outras esferas, quais sejam, a observação constante e a repetição contínua da técnica. É através dos sentidos e percepções do corpo que afiamos e desenvolvemos a mente. É no exercício diário de tentar imitar o sensei, que assimilamos e absorvemos os *wazas* (técnicas) e, a despeito de ser um caminho difícil e duro, é o meio seguro. Ao longo de várias gerações esse conhecimento vem sendo transmitido de forma efetiva e ininterrupta. Nutro uma enorme gratidão às artes marciais, ao prepararem solidamente os alicerces, para meu aprendizado e desenvolvimento nas artes de cura japonesas, especialmente à acupuntura, pois, diferente do estilo chinês, sendo fortemente influenciado por anos de desenvolvimento teórico e filosófico, o estilo japonês é mais pragmático e focado na prática. Obviamente que nenhuma deve ser desprezada, no entanto, a teoria pode ser facilmente absorvida em livros e textos, já para desenvolvermos a prática, a figura do sensei é condição imprescindível. A palavra sensei significa "aquele que nasceu antes", uma alusão à pessoa que veio primeiro ou que possui mais tempo de experiência, seja nas artes marciais, no magistério ou no ensino das artes de cura. Ao percorrer e trilhar por mais tempo o caminho, o sensei possui experiência, sabedoria e autoridade para transmitir precisamente o conhecimento, a prática e os estratagemas necessários para o desenvolvimento, aprimoramento e aprendizado do aluno. Como dito, é imitando, repetindo exaustivamente, assimilando o estilo e a forma do sensei por longos anos, que um dia o discípulo amadurecerá e poderá desenvolver sua forma personalíssima de aplicar a técnica e criará um estilo próprio. Esta percepção vai ao encontro da célebre frase de um dos grandes gênios da acupuntura japonesa, Yoshio Manaka, que disse: *On-Ko Chi-Shin (*温故知新*):* "aquecer o antigo, conhecer o novo".

Ou seja, para criar algo novo é imprescindível ser orientado pelos ensinamentos dos antigos, sua metodologia, artimanha e qualidade técnica-sensitiva, para assim, poder desenvolver algo sólido, eficaz e efetivo.

Atualmente, com a velocidade da tecnologia e das informações, as formas de ensino modificaram-se e, pouco a pouco, estão se tornando virtuais, parece ser um caminho irreversível, especialmente, no mundo pós pandêmico de 2020. Apesar de reconhecer a possibilidade da expansão e disseminação do conhecimento, alguns só poderão ser assimilados no dia a dia de um dojô, na convivência direta e sinestésica com um sensei. Aliás, existem disciplinas da acupuntura como o diagnóstico pelo pulso (miyakushin), que só podem ser desenvolvidas no sistema tradicional japonês de feedback, onde se pode observar a contínua alteração da qualidade do pulso, através dos estímulos empregados nos pontos e checados por alguém que possua maestria na arte. Certamente, o ensino presencial, em um ambiente que mantenha acesa a aura dos ensinamentos altivos, ainda é a primeira opção para aqueles que almejam o conhecimento integral.

- **Kata**

O Kata é a sequência desenvolvida de uma técnica, a grosso modo seria um "tutorial" de como realizar uma técnica, e é a base fundamental de ensino nas artes marciais, bem como nas artes de cura japonesas, como acupuntura, moxaterapia e shiatsu.

A palavra kata (型), pode ser traduzida por forma (形) e representa a sequência, maneira ou forma de executar uma técnica, é através do kata que o indivíduo treina seu corpo e sua mente, a partir da repetição contínua de uma sequência. Nas artes marciais isso é feito mediante um conjunto de movimentos de ataque e defesa que simulam uma luta imaginária. A essência do Kata, nas artes marciais, traduz-se numa luta invisível, sem a presença de um oponente real. Desse modo, a prática constante produz uma memória corporal, através da contínua repetição, com vistas a simular uma situação real de luta ou combate, para desenvolver a habilidade e destreza necessárias ao praticante, para poder realizar as técnicas, sem que pense ou reflita sobre elas; nesta condição os movimentos emergem quase que instintivamente.

O objetivo do Kata é auxiliar no desenvolvimento das aptidões psicológicas e físicas necessárias para um verdadeiro combate. O Kata diz respeito a forma de se fazer ou executar uma técnica (Waza), em geral, se levou anos para um mestre desenvolver um kata em um estilo de arte marcial. O Kata possui conceitos didáticos, muito bem elaborados e uma de suas características é fazer com que o praticante permaneça o tempo inteiro em estado de plena atenção, com certeza também é uma maneira de manter a mente focada no momento presente, algo tão necessário em uma situação real de combate. Para isso o Kata é dividido e realizado em partes, até que toda sequência seja aprendida, similarmente ocorre no ensino das terapias tradicionais japonesas.

Na acupuntura japonesa, alguns katas são básicos e fundamentais para o avanço do estudante nas técnicas e estilos. Como, por exemplo, as práticas de agulhamento indolor do Kanshin–Ho, onde o praticante necessita, inicialmente, aprender como manusear a agulha e o mandril em uma única mão e colocá-la no tubo guia (shinkan) com apenas uma das mãos, para que assim deixe a outra mão livre para buscar, localizar e preparar os pontos onde serão inseridas as agulhas. Esta técnica é conhecida por katate sokan e deve ser realizada com rapidez e maestria.

Nas técnicas de moxa japonesa, também existe um kata básico, onde se confecciona pequenos cones de moxa amarela com a mão não dominante, utilizando o dedo polegar e indicador. A mão dominante fixa a moxa em uma pequena tábua de madeira e, deve-se com o incenso acendê-la e apagá-la com o dedo indicador e polegar. E necessário executar essa sequência de modo que entre a produção e queima dos cones, o praticante consiga queimar de 20 a 40 cones por minuto. Na cultura do Kaizen, que permeia a acupuntura japonesa, preza-se pela rapidez, perfeição na execução das técnicas, fabricação e produção. Possuir um passo a passo é fundamental para o desenvolver habilidade, proficiência e precisão na realização das técnicas, passando pela cognição e assimilação do corpo e da mente.

Após desenvolvida essa memória corporal, o kata se torna para o praticante uma segunda natureza — feita com pouca atenção conscienciosa — automática. Ao exemplo como andar de bicicleta, dirigir um carro, digitar. As pessoas que aprenderam a dirigir não pensam muito sobre como usar os controles do carro. Elas podem focar toda sua atenção nos caminhos que serão percorridos. Por exemplo, ao aprender a colocar a agulha no tubo guia com uma única mão, o acupunturista pode focar sua atenção e percepção na busca pelos pontos que estão mais favoráveis para o tratamento; utilizando a outra mão, isso faz com que a técnica ganhe uma dinâmica melhor. Para muitos, o kata é uma prisão ou, ao menos, um engessamento, contudo pela perspectiva dos japoneses é a libertação, como vemos em uma das frases de Chuang Tzu:

"A armadilha para pegar o peixe existe por causa do peixe.
Uma vez que você pegou o peixe, você pode esquecer a armadilha.
As armadilhas de coelho existem por causa dos coelhos.
Uma vez que você pegou o coelho, você pode esquecer a armadilha.
As palavras existem por conta dos significados.
Uma vez que você já conhece o significado, você pode esquecer as palavras".

- **Waza**

Ao praticar um *kata* em um dojô, seremos apresentados aos *Wazas* (技) ou conjuntos de técnicas que compõem as artes marciais, como exemplo, as técnicas de *Suwari waza*, realizadas no solo, na posição de *seiza* ou *Tachi waza*. Técnicas realizadas em pé, os *atemi wazas*, técnicas de pressão em pontos vitais do corpo, muito comuns nas práticas do *jujutsu* tradicional. O mesmo se dá nas terapias japonesas, especialmente na acupuntura, onde teremos técnicas específicas, desde a preparação do ponto de acupuntura (*junen*), às formas de inserção (*seppi*) e manipulação da agulha no corpo (*jakutaku, senen jutsu*) e aquelas voltadas para suplementação *Ho-ho*, e dispersão *Sha-ho*. Na Moxaterapia, também temos inúmeras técnicas consoante o estilo praticado, seja no método de moxaterapia direta ou indireta. Tudo isso faz parte do que conhecemos como *waza* sendo fundamentais para que o acupunturista desenvolva os recursos terapêuticos realizados em um sistema ou estilo de acupuntura. Ao decompormos o *kanji* da palavra *waza* encontramos as palavras ferramenta e mão (扌=手(て), tem relação com a mão (支える), que nos transmite a ideia de trabalho ou treinamento e, através da prática contínua e diária, desenvolvemos destreza e habilidade técnica, fruto da experiência, incluindo as artimanhas, que são originárias a partir do treino cotidiano. No Japão essa ideia é muito bem sintetizada na filosofia prática do *Hyakuren-Jitoku* (百練自得): "Treinar cem vezes e assimilar com o corpo".

Compreendi o conceito de *waza* essencialmente, na prática, particularmente através dos ensinamentos de dois senseis japoneses: o sensei Yoshihiro Odo e o sensei Masanori Taniyoka.

Tive a oportunidade de aprimorar com o sensei Odo as técnicas de *kanshin–ho* e moxaterapia, passávamos praticamente um final de semana inteiro treinando o método de *katate sokan* (inserir a agulha no mandril com uma única mão) bem como as contínuas e incansáveis confecções dos pequenos cones de moxa.

Em uma das minhas viagens para o Japão, onde me especializei em *Shonihari* (acupuntura pediátrica), estudei com um dos grandes mestres da acupuntura pediátrica do Japão, o sensei Masanori Tanioka, herdeiro da acupuntura infantil da Escola Daishi-Ryú, em Osaka. Parte do seu treinamento era voltado para bater na cabeça da agulha *Daishi* de *shonihari*, método utilizado no estilo familiar do mestre Tanioka, o treino consistia em realizar o movimento em um ritmo de 150 batidinhas por minuto, executando um ciclo de 3 mil batidinhas sem interrupções, sua sugestão era que pudéssemos treinar diariamente de um a três ciclos de 03 mil batidas na cabeça da agulha por dia, para aprimorarmos a técnica de agulhamento.

- **Kihon**

O *Kihon* (基本) representa as bases e os fundamentos presentes nas artes marcial e nas terapias tradicionais japonesas. Nas artes marciais japonesas, como Karatê, Judô ou nas escolas de *Jujutsu* como, o *Hakkoryu* e o *Hakko denshin*, para que o praticante se gradue e avance no caminho, faz-se necessário que aprenda e domine um conjunto de técnicas básicas para assim evoluir e se aprimorar em uma escola ou estilo.

No *Hakkoryu Jujutsu* ou no *Hakko Denshin,* escolas irmãs nas quais alcancei o grau de *Nidan*, para evoluir da faixa branca e chegar à faixa preta. O praticante necessita, ao longo de anos, assimilar um conjunto de técnicas e fundamentos, além passar por constantes avaliações e exames até ascender à faixa preta. Na maioria das escolas de artes marciais, esse processo de graduação se divide em duas etapas, antes do grau de *shodan* (faixa preta) e depois do grau de *shodan*. Antes da faixa preta a graduação se dá de maneira decrescente do 6º ou 5º *Kyu* até o *Shodan,* considerado o 1º Grau. Depois do *shodan* a graduação passa a ser no sentido crescente até o grau de *Judan* (10.º), como podemos perceber a faixa preta é considerada o início do caminho de desenvolvimento do artista marcial. Isso aponta que o desenvolvimento desse caminho é sem fim e implica não somente em aprender técnicas de defesa pessoal, mas torna-se uma jornada de aprimoramento do caráter e do espírito.

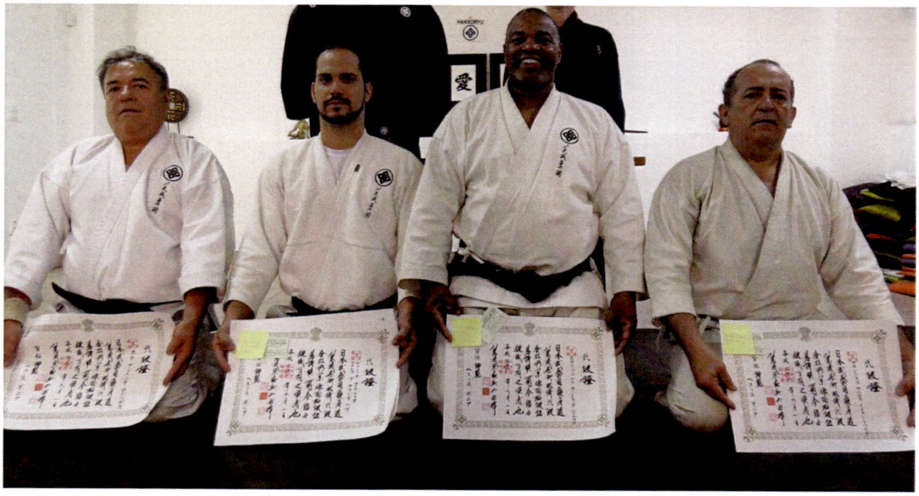

Sensei Valério Lima recebendo o Grau de Nidan no Hakkoryu jujutsu

Nas terapias tradicionais japonesas, o *Kihon* também é um elemento crucial no desenvolvimento do terapeuta, pois sem uma base sólida, o indivíduo terá dificuldade em avançar nas técnicas e se aprimorar. No método de reiki tradicional japonês, a graduação também segue o formato das artes marciais, dividida em três grandes graus e seis subníveis, em uma sequência decrescente, como podemos ver:

- Nível 6 – *Dai Loku Tou* — *Shoden* — Os primeiros ensinamentos;
- Nível 5 – *Dai Go Tou* — *Shoden*;
- Nível 4 – *Dai Yon Tou* — *Shoden*;
- Nível 3 – *Dai San Tou* — *Shoden*;
- Nível 2 – *Okuden Zenki* — *Okuden* (ensinamentos profundos) Primeiros ensinamentos;
- Nível 1 – *Okuden Koeki* — *Okuden* — Segundos ensinamentos;
- Nível de Ensino — *Shinpiden* — Ensinamentos Misteriosos.

Como nas artes marciais, o praticante só avança para outro nível, após dominar um conjunto de técnicas ou *kihon*. Para avançar para o segundo grau no reiki, o reikiano necessita dominar as técnicas de *byosen*, percepção das áreas onde se acumulavam as toxinas e consequentemente os desequilíbrios energéticos; sem desenvolver essa sensibilidade, o praticante não poderia passar para outro grau, pois, este conhecimento, seria básico para absorção e desenvolvimento dos demais conhecimentos. Na moxaterapia japonesa algo similar acontece, o moxaterapeuta necessita desenvolver fundamentos como: confeccionar os cones, fixá-los no corpo, queimá-los com rapidez, segurança e efetividade, caso não desenvolva essas bases, não é possível aprender as várias formas de tratamento e aprimorar-se na arte terapêutica da moxa.

Hara 原 – Centro Vital

Hara em japonês pode ser traduzido literalmente, por barriga, contudo, o *hara* está contido em um contexto muito mais amplo na cultura japonesa, pois ele representa muito mais do que a barriga, é o centro vital do ser humano, onde se manifesta a força vital do corpo e do espírito. Para entender a importância do *hara* na tradição japonesa, basta lembramos dos samurais que, ao desonrar seu mestre, era impelido a cometer o famoso *seppuku*, uma forma de suicídio tradicional do Japão feudal, mais conhecido por *hara kiri*, corte do ventre. Trata-se de um ritual que fazia parte do código de ética do *bushidô*, praticado pelos samurais, o *hara kiri* era considerada uma forma honrosa do guerreiro japonês de se redimir de seus erros e falhas, cometidas contra o seu mestre. Uma prática muito respeitada e reconhecida no período feudal, que nos aponta a importância do hara na tradição japonesa. Essa distinção dada ao *hara,* permeia desde a postura, a forma do povo japonês se portar, como observamos na maneira de sentar, conhecida por *seiza*, onde o *hara* é o ponto central da posição. Isso pode ser claramente percebido em várias artes japonesas, como a cerimônia do chá, na caligrafia do *shodô* ou até mesmo no teatro *kabuki*. Sem mencionar as tradicionais artes marciais japonesas onde o *hara* é considerado o principal ponto de equilíbrio e força, ou seja, o posicionamento correto do *hara*, determina não só o equilíbrio corporal, mas a força, harmonia e estabilidade da mente. Assim é possível perceber expressões idiomáticas que se relacionam com o caráter e com o estado de espírito do indivíduo, como: *hara no aru hito,* que significa um homem com centro, ou seja, com equilíbrio. Ao contrário, *hara no nai hito* significa: homem que não tem o centro ou que falta o centro, sem equilíbrio. Tanto nas artes marciais, quanto nas artes de cura, tanto o posicionamento quanto a força do *hara* são determinantes na execução, eficácia e efetividade das técnicas empregadas pelo praticante.

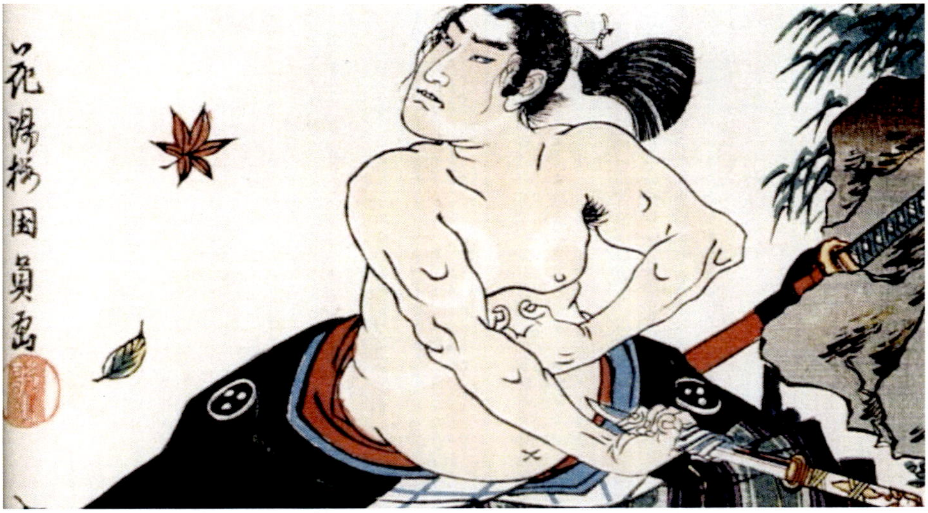

Aventuras na História

Ao longo de muitos anos praticando meditação, artes marciais japonesas e okidô yoga, método de yoga japonês, criado pelo mestre Masahiro Oki, que dá grande ênfase ao desenvolvimento da força e equilíbrio do *hara;* percebi o quanto tais práticas me auxiliaram não só no consultório, nas sessões de terapias japonesas, mas também em situações adversas e desafiadoras da minha vida. Um exemplo disso foi ao realizar meu primeiro treinamento *yamabushi*, no Japão, em 2016, quando subi pela primeira vez o monte Haguro, uma montanha sagrada, considerada um dos berços do *shugendô*, que possui, aproximadamente, 1.358 pés (413,92 m) e 2.446 degraus de pedra. Em determinado momento da subida, parecia que eu não tinha mais forças nas pernas, elas estavam cansadas e o ar se apresentava a cada subida mais escasso e rarefeito. Em vários momentos da caminhada, tanto a minha mente, quanto o meu corpo, queriam desistir e parar, contudo, ao focar em minha respiração no meu centro vital (hara), recobrei as forças das pernas e o ar oxigenou todo o meu corpo, me dando ânimo para concluir a caminhada e ser agraciado com uma experiência única, ao chegar ao topo da famosa montanha.

Em outra ocasião, em 2017, fui colocado à prova ao ingressar no tradicional treinamento yamabushi de outono, conhecido por *Aki no Mine*, nas montanhas sagradas de Dewa Sanzan, que compreende as famosas montanhas de Haguro, Yudono e Gassan. Trata-se de um tradicional treinamento do *shugendô,* com duração de sete dias e envolve práticas austeras e ascéticas de purificação do corpo e da mente. Ao final dos sete dias de treinamento árduo, existe um momento de descontração, muito esperado pelos participantes, onde se inicia o torneio de *Tengu Sumô*, conhecido como sumô dos *yamabushis.* Como era meu primeiro ano de treinamento, não sabia muito bem do que se tratava, mas muitos dos meus amigos japoneses me incentivaram a participar da competição. O torneio funciona da seguinte forma, as primeiras lutas não pontuam, servem apenas para os iniciantes entenderem como são as regras. Após o toque do *horagai* inicia-se o torneio, o vencedor de três lutas consecutivas, sagra-se campeão do torneio de *Tengu Sumô.*

Na primeira luta fui convocado para uma disputa com uma colega nipo-americano, apesar de ser praticante de artes marciais, não entendi bem as regras do sumô e perdi a luta preliminar em 30 segundos. Sentei-me e fiquei assistindo as outras lutas preliminares, comecei a entender a base do sumô, onde devemos usar o hara para projetar o oponente no chão, toda atenção deve ser direcionada ao nosso centro vital.

Afortunadamente, após compreender as regras e os pontos necessários para se vencer a luta, fui encorajado por meus colegas japoneses a participar novamente da disputa, as lutas já estavam pontuando, não exitei, levantei-me e desafiei um dos japoneses que ganhara a última luta.

Em geral, o vencedor é desafiado por alguém que está de fora do combate, posicionei-me no centro da arena para mais uma disputa. Na primeira luta encarei um japonês com o mesmo porte que eu e, utilizando a força do hara, projetei-o, em cinco minutos de luta, direto ao chão, desta forma venci a primeira disputa. Logo fui desafiado por outro japonês, grande e forte, com o porte físico que lembrava um lutador de sumô tradicional, nessa luta tive que utilizar todo o giro e mobilidade do *hara, pois*, só com a força jamais conseguiria sair vitorioso. Foi o que fiz, imprimi força contra ele para que ele viesse com toda energia para cima de mim, agora desloquei meu centro vital para baixo e girei rapidamente meu quadril para o lado, projetando-o dois metros à frente no chão, venci minha segunda luta. Após a segunda luta, entendi a dinâmica do jogo e venci minha terceira luta contra outro japonês, conquistando o título de campeão do torneio.

Em suma, desenvolver, fortalecer e equilibrar o *hara* irá te ajudar não só na sua prática terapêutica, mas em sua vida!

A postura física e mental do acupunturista

A boa postura, física e mental, é fundamental para a qualidade de vida do terapeuta e, também, para a aplicação correta das técnicas da acupuntura japonesa. Textos clássicos milenares já destacam a importância da postura e condutas físicas e mentais, para que o acupunturista realize um agulhamento indolor e eficaz. No cotidiano do terapeuta, surgem novos métodos e estratégias para que o acupunturista consiga atingir o ponto que necessita e consiga produzir um efeito benéfico no paciente. O primeiro passo para conquistar um resultado salutar é atentar-se para a postura física. Ao longo dos últimos 15 anos, me dediquei às práticas das artes marciais tradicionais japonesas, ambas ligadas ao *jujutsu* e também aos sistemas de yoga, como Kundalini Yoga, Okidô Yoga e Chikung, que trabalham diretamente a minha postura física, mental e, ainda, a respiração. Além disso, tanto as artes marciais quanto os métodos de yoga japonês têm em comum a concentração da força vital no *tanden*, sendo considerada a principal área do *hara*.

Os japoneses consideram o *tanden* como o centro da vida, situa-se na região do baixo ventre, aproximadamente a três dedos abaixo do umbigo. No Japão, o *tanden* é visto exatamente como o centro, que divide o corpo entre o fluxo das energias celestes e terrestres.

Sendo assim, o aspecto *yang* está localizado na parte superior do corpo humano, entre *tanden* e crânio, posto que o aspecto *yin* localiza-se na parte inferior, entre o *tanden* e os pés. Por considerarem essa área o centro vital do corpo, os japoneses focalizam sua respiração nesta região, visando aumentar a energia e vitalidade.

Os chineses também trabalham o *tanden*, mas o conhecem como *dantien*, o qual é muito exigido em técnicas como o *Chikung* e *Tai Chi Chuan*. Ao levar a consciência e a respiração para o *tanden*, desenvolve-se a atenção e o foco, facilitando o fluir da energia vital, não só nas técnicas das artes marciais e yoga, mas, principalmente, na prática da acupuntura. Isso acontece porque a prática da acupuntura é muito mais energética do que física.

Ao se posicionar de frente ao paciente, com o centro de gravidade do corpo (*hara* ou *tanden*) em direção à área a ser tratada, o terapeuta favorece a fluidez de sua energia vital transmitida ao paciente. Quando se permanece nessa postura, colocando-se numa posição física onde o centro de gravidade permanece levemente abaixado, mantêm-se os ombros relaxados e a mente e o coração tranquilos; o terapeuta se torna um canal por onde as energias do céu e da terra se fundem no *tanden* e emanadas, criam um reequilíbrio das energias *yin* e *yang* nos canais do paciente.

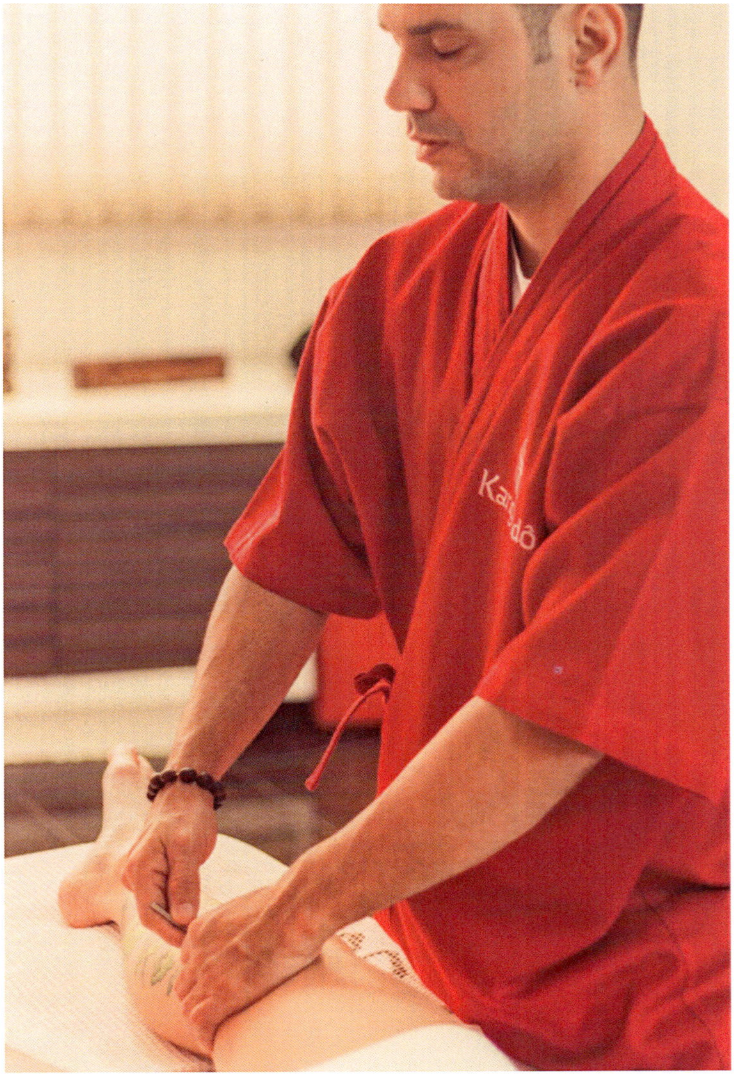

Postura de Agulhamento

Normalmente, sugiro aos meus alunos que mantenham o seu *tanden* apontado para o ponto a ser agulhado. O posicionamento na hora de realizar o agulhamento — seja ele de tonificação ou de dispersão — são fundamentais para que se utilize o sentido do canal (meridiano), para a tonificação e, o sentido contrário ao canal, para a dispersão.

A posição física deve ser com os pés afastados na largura dos ombros, centro (*tanden*) levemente baixo, como numa postura de montaria, coluna ereta, ombros relaxados, braços formando um pequeno círculo e uma das mãos, com a base de agulhamento (*oshidê*), tocando o ponto, a outra mão (*sashidê*) realiza o agulhamento.

O segundo pressuposto é a postura mental, o estado de espírito do terapeuta. É fundamental que durante o tratamento ele se mantenha num estado de meditação, no qual os pensamentos e emoções não o afetem.

Enfatizo que os terapeutas devam se tornar um canal, para que o sentimento puro de compaixão se manifeste durante o tratamento. Neste sentido, a compaixão deve ser vista como todo ato ou ação que vise sanar e minimizar o sofrimento e a dor de qualquer ser vivente.

Por outro lado, a maneira equivocada de se iniciar o tratamento é o profissional pensar em quanto irá receber pelo trabalho ou em outras vantagens pessoais. No início e durante o tratamento, deve-se deixar esses pensamentos e até mesmo questões pessoais de lado. O foco deve ser o paciente e o seu bem-estar.

Em minha prática profissional, já ouvi muitas perguntas sobre como consigo me manter equilibrado, tranquilo, feliz, ativo e saudável atendendo tantas pessoas em um dia. A pergunta recorrente sempre é: ao final de uma jornada diária de trabalho você fica sempre exausto?

Não, a execução do ofício restabelece tanto o paciente quanto o terapeuta, pois ambos estão conectados ao fluxo da energia da vida.

Quando entro para a sala de atendimento deixo todas as questões, problemas ou situações do outro lado da porta. No momento em que estou tratando outra pessoa, me insiro em um estado de quietude e tranquilidade. Mantenho a intenção de deixar a energia fluir mediante mim, como um mediador, um condutor desse fluxo. Me coloco a serviço da vida, e é a partir desta postura que tudo acontece, assim posso utilizar da melhor forma e a favor do meu paciente, o meu corpo e minha mente.

Na literatura que trata da medicina tradicional japonesa, o estado mental do terapeuta foi descrito pelo texto clássico *Shindô Hiketsu Shu*. Atribuído a Mubun Kou (criador do método Mubun Dashin), o texto, sendo considerado um tratado sobre técnicas, postura mental e espiritual do acupunturista, aponta que o estado de espírito adequado é denominado de *Kokoromochi Nao Daiji* ou "verdadeiro eu".

A obra, concernente ao método de *dashin*, foi escrita no período Edo e descreve o estado mental do terapeuta como um estado de "eu verdadeiro". O "eu verdadeiro" é aquela condição onde permanecemos sem julgamentos e apego, é uma posição de neutralidade. Nessa situação ocorre a sincronização e conexão com o paciente e, assim, o terapeuta consegue acessar o que a pessoa, de fato, mais precisa naquele momento. É o que considero como o estado de "eu verdadeiro", pois o foco não é mais a sua vontade (o seu eu, no sentido de ego), mas a necessidade do momento e do paciente.

Esse sentimento me remete a uma das passagens da obra, Compilação dos Segredos da Acupuntura, de Sai Mubun, que ensina: *"quando atiramos com arco e flecha, sem ser consciente, mas atirando com o coração, ou seja, no estado de pureza, a vida flui naturalmente e alcançará o alvo sem desvios. Sem forçar a concentração e sem a vontade de atingir o objetivo. Apenas basta soltar a flecha para o alvo com o coração sincero e puro, que assim o alvo se alcançará".* (Sai Mubun — Shindo Hiketsu Shu, Compilação dos Segredos da Acupuntura).

Particularmente, acredito que muitos devam achar difícil entrar nesse estado de consciência durante um atendimento, no entanto, como dizia o filósofo grego Aristóteles, em seu livro dedicado ao seu filho, Ética a Nicômaco: "nós nos educamos pelo hábito".

Em razão do exposto, há tempo pratico as técnicas de meditação da Índia, China, Tibete e Japão. Uma atividade que me faz muito bem é recitar todas as manhãs o mantra do Sutra do coração: "Maka Hannya Haramita Shingyo". Esse mantra fala exatamente da vacuidade deste estado, no qual as coisas não são boas nem ruins. Remete ao estado da perfeita sabedoria, na qual não se utiliza o ego e nem somente a percepção dos sentidos, mas a essência incomensurável que envolve o ser humano. Quando se entra no estado de não almejar nada, tudo acontece.

Além disso, o acupunturista também deve praticar técnicas de respiração, sentar antes de iniciar seus tratamentos, colocar-se em estado meditativo e tomar consciência do seu fluxo respiratório, contando a sua respiração. Inalar, exalar e fazer uma contagem de um a dez, zerar a contagem e iniciar novamente até perceber que a sua mente começa a entrar em um estado de quietude. Ao tirar um tempo para respirar, sua percepção e conexão com o paciente se tornam mais presentes e mais puras, tornamo-nos instrumentos de cura e, como soldo, somos igualmente curados.

中国鍼灸と日本鍼灸の主な違い

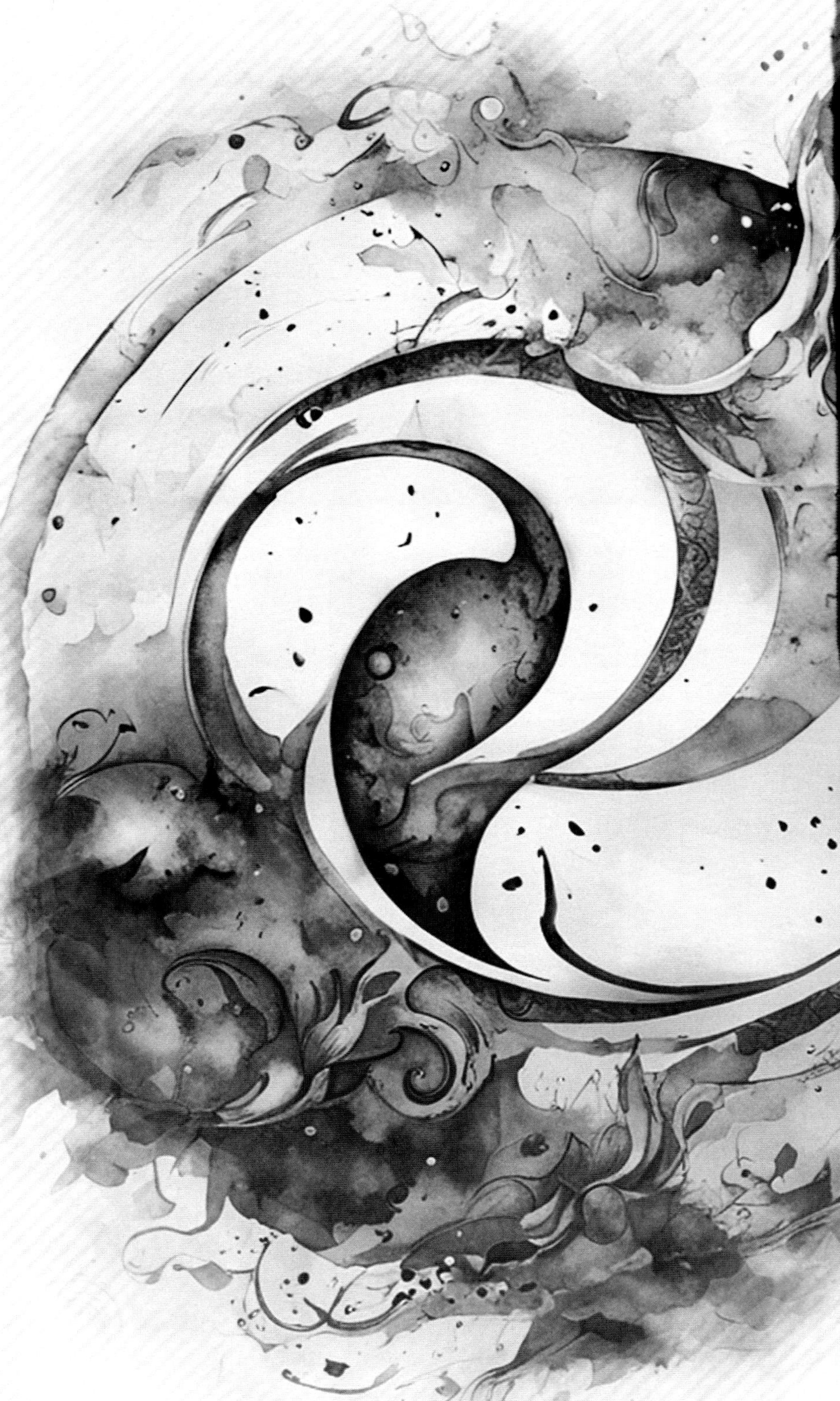

AS PRINCIPAIS DIFERENÇAS ENTRE A ACUPUNTURA CHINESA E JAPONESA

Descreverei as diferenças entre a acupuntura japonesa e a acupuntura chinesa, acredito que muitos leitores já são acupunturistas, estudaram o método do estilo chinês e agora estão buscando se aprimorar, se aperfeiçoar na acupuntura japonesa. Enquanto outros estão iniciando direto pela acupuntura japonesa.

Para quem já é praticante do método chinês é fundamental que você esvazie o copo, óbvio que terão teorias e conhecimentos que aproveitará muito, mas é importante se abrir para novos conhecimentos. Gosto muito de uma das frases do mestre Ryotan Tokuda, *"devemos ir para qualquer conhecimento, para qualquer experiência, com a mente de noviço, ou seja; de principiante, de iniciante"*. Quando me proponho a estudar, mesmo que seja um método que já conheço e pratico há anos, viso ir com a mentalidade de iniciante, para que assim possa assimilar, absorver o máximo de conhecimento que me disponho a receber naquele momento. Gostaria que todos fizessem o mesmo, especialmente quem é terapeuta há décadas ou já estudou acupuntura chinesa, para poder assimilar e aproveitar ao máximo todo esse conteúdo apresentado aqui.

Quando se fala em acupuntura, muitos acreditam que exista uma única acupuntura e apenas uma só forma de executar este recurso terapêutico e acupuntura é apenas a oriunda da China. De fato, a acupuntura surgiu na

China, no entanto, o seu desenvolvimento se deu por todo oriente. Assim como o budismo, que disseminou os conhecimentos da medicina na Ásia, a acupuntura se desenvolveu de uma forma diversificada em todo Leste Asiático. O budismo, por exemplo, tem uma característica particular, adapta-se às tradições dos povos, nos quais é inserido. No Tibete, ele se adaptou à prática *bonpo*, prática espiritual nativa da região. Ao ser transmitido à China também se mesclou ao taoísmo e isso deu origem ao *chan* e a tradição do *zen* na China. Ao chegar ao Japão miscigenou-se com as práticas xintoístas, autóctones e animistas do país. De fato, para um leigo que visita o Japão, é difícil saber qual é a diferença de um templo xintoísta, conhecido por *jinja* e um *otera* (templo budista) porque os aspectos se mesclam. O fato é que a forma de praticar o budismo na Índia, China, Tibete e Japão são bem diferentes, o mesmo se deu com a acupuntura. A acupuntura praticada na China se difere bastante da que é praticada na Coreia e no Japão. Para entendermos o ponto em que elas se distanciam e se diferenciam é preciso entendermos os aspectos sociais, culturais e educacionais destes povos. Até porque, têm-se duas formas de acupuntura: aquela praticada na China antes do período de Mao Tse Tung e a acupuntura que é praticada hoje, depois de Mao Tse Tung.

Se pensarmos na forma praticada na China antiga, o que predominava era o conhecimento dos grandes mestres que criaram um estilo próprio de exercer a acupuntura. Essa forma foi extinta com o advento do comunismo, que preconizava a igualdade em desfavor da diversidade. Tal premissa, como qualquer posicionamento mais extremista, traz consequências favoráveis e desfavoráveis, no que tange o desenvolvimento humano.

Um exemplo é a prática do *tai chi chuan*, hoje vemos inúmeras pessoas praticando essa arte na China, podemos inferir que se trata de uma prática muito antiga, contudo essa é uma atividade recente comparada à acupuntura e o *chikung*.

Antes da revolução comunista tínhamos os vários estilos de *tai chi* que se mantém até agora. Essas práticas, apregoavam uma linhagem e uma transmissão e ensino nas famílias, ou seja, para aprender essa arte, antes da revolução comunista, fazia-se necessário ser aceito por um mestre ou fazer parte dessa família. Sabemos que determinados mestres desenvolviam técnicas diferentes e cada estilo tinha sua particularidade e especialidade.

Com o advento do comunismo, Mao Tse Tung estimulava a divulgação e a prática coletiva do *tai chi chuan*. Os mestres dos principais estilos presentes na época: Chen, Wu, Yang, foram convidados para criarem uma forma unificada onde todos praticassem em praça pública, parque e locais abertos. Se pensarmos no sentido da coletividade, é bastante louvável difundir para a grande massa uma atividade que traz saúde e longevidade e contribuiu para que praticassem em toda a China. No entanto, para que essa unificação ocorresse, muitos mestres precisaram abrir mãos de métodos que passaram a vida inteira se dedicando. E isso aconteceu também com a acupuntura na China, haja vista que era necessário unificá-la, para torná-la acessível ao maior número de pessoas, adaptá-la aos moldes acadêmicos e da ciência ocidental, para que pudesse ser ensinada nas universidades. O intelecto passou a ser mais valorizado e superou a prática. Sabemos que os grandes estilos de acupuntura não foram forjados somente pelo intelecto, mas por um exercício constante de lapidação diária. A acupuntura praticada na China é feita em hospitais que atendem milhares de pessoas, o que é positivo. No entanto, ao atender um grande número, a qualidade pode ser prejudicada. Em razão do exposto, algumas preocupações que se tornaram marcantes na acupuntura japonesa não são tão importantes na acupuntura chinesa, como a preocupação em realizar um agulhamento indolor, tão relevante no Japão e insignificante na China.

No Japão, a acupuntura desenvolveu-se de forma diferente e foi sendo lapidada a partir dos conhecimentos que chegaram da China, levando-se em consideração a experiência e soluções trazidas pelos praticantes cegos, que deram uma sensibilidade tátil palpatória refinada; deixando um pouco de lado a ênfase no conhecimento intelectual e buscando estudar o corpo em seus aspectos físicos e energéticos, com vistas a descobrir caminhos mais rápidos, efetivos e eficazes, para um resultado imediato. Os deficientes visuais foram os grandes responsáveis, por trazer uma sensibilidade tátil e palpatória irretocável. Hoje, não só os cegos, mas todos os acupunturistas japoneses, precisam fazer do corpo humano um livro de braile, captar, através do tato, todas as informações energéticas que aquele corpo está assinalando. Com essa percepção, é possível realizar um diagnóstico preciso, recorrendo aos pontos para obter resultados muito rápidos.

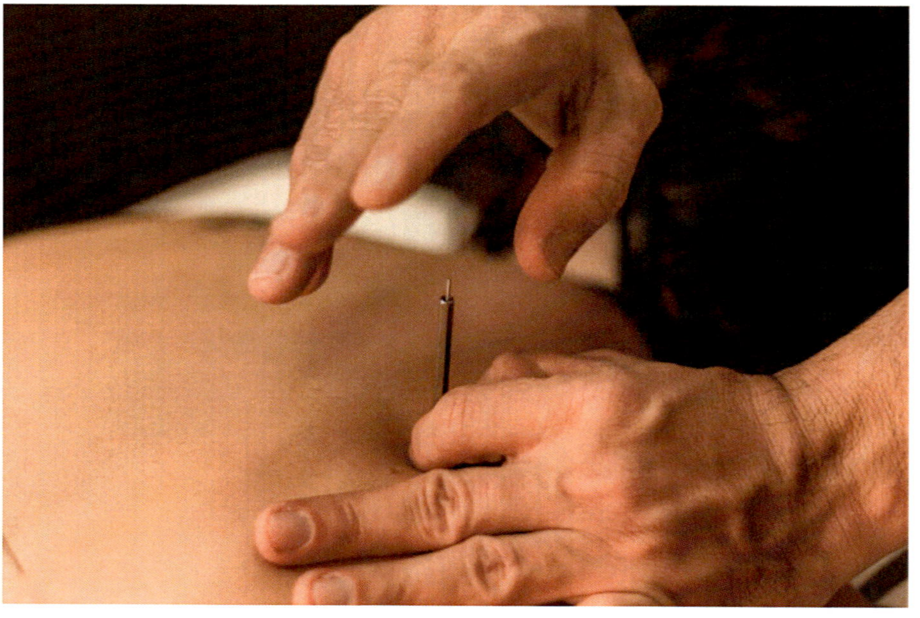

Técnica de Kanshin - ho

Foi um cego que — como dito anteriormente — desenvolveu o mandril, o *shinkan*, esse tubo guia que facilitou a execução de agulhamentos completamente indolores. A criação do mandril tornou-se um advento muito importante para o desenvolvimento da acupuntura no Japão. Diferentemente da China, onde a acupuntura se desenvolveu como forma de tratamento de massa, a acupuntura no Japão sempre foi uma prática particular. Sabemos que no Japão moderno, o plano de saúde arca com quase 70% do tratamento de acupuntura, porém o paciente tem sempre que desembolsar um pouco de dinheiro para se beneficiar dessa terapêutica. No Nihon, a acupuntura nem sempre foi barata e isso exigiu dos praticantes, o desenvolvimento de métodos extremamente eficazes, para entregar a contrapartida dos valores pagos pelo cliente. Outro ponto importante, é o fato dos pacientes que passam pelo tratamento não gostarem de sentir dor ao serem tratados com as agulhas. Muito menos, sentirem-se confortáveis como estímulo do *dequi* (sensação de choque ao se manipular a agulha após a inserção), método comumente aplicado no estilo chinês de acupuntura. Tal prática não faz parte do método japonês de acupuntura, onde as manipulações são sutis, gentis e suaves, o que traz maior conforto aos seus pacientes, exigindo estudo, prática e um longo treinamento por parte dos executores. Com todo o desenvolvimento conquistado, os japoneses sentiram-se impelidos a continuarem o seu aprimoramento. E isso faz parte da cultura do Japão, como vimos no conceito de *kaizen*.

A forma de fazer acupuntura no Japão está diretamente influenciada pela prática do *taikai*, que são grandes encontros ou reuniões de torneio, ou disputa, tal como o tradicional festival de *hanabi taikai*, de fogos de artifícios, sendo muito tradicional no japão. A cultura da disputa, no qual busca-se fazer ou dar o seu melhor, se perpetua em várias áreas no país. Está inserida, inclusive, nos métodos de ensino básico das escolas, de todas as artes, cultura e esportes. É uma forma de competição onde um participante tenta sobrepor o estilo do outro, o que vai contra a forma empregada na China, de igualdade. No entanto, isso fez com que os estilos praticados no Japão continuassem, de maneira ininterrupta, seu aprimoramento. É possível perceber isso tanto na acupuntura, tecnologia e nas artes praticadas no Japão, tornando-se uma característica do povo. Os japoneses sempre lapidaram, aprimoraram e aperfeiçoaram os conhecimentos que receberam, sobretudo os que vieram da China. Hoje é possível vislumbrar métodos muito refinados e sutis de se fazer a acupuntura, a cada ano que vou ao Japão descubro técnicas e métodos completamente diferentes do que podemos imaginar no ocidente.

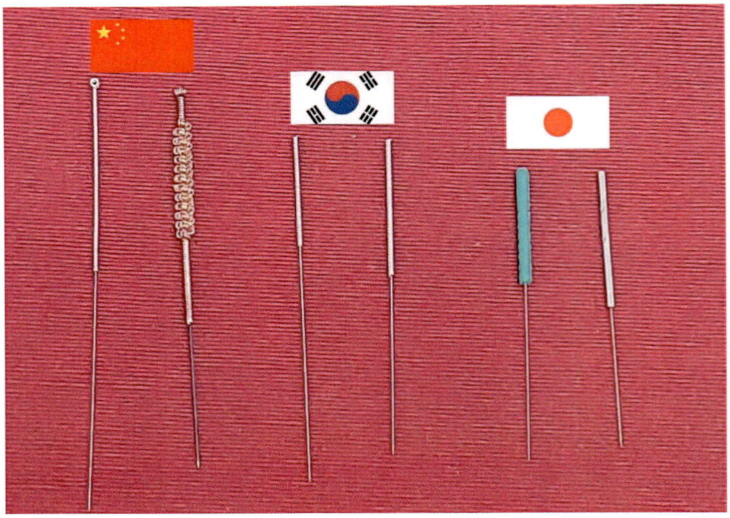

Agulhas , chinesas, coreanas e japonesas

Outra diferença básica no exercício da acupuntura nos dois países, refere-se ao formato e espessura da agulha. Na China utiliza-se agulhas mais grossas e maiores, a espessura comum de uma agulha na China é de 0,25 milímetros, podendo chegar a 0,30. No Japão, a partir da criação do mandril, possibilitou-se o desenvolvimento de agulhas muito finas, quase como um fio de bigode de um felino, é possível encontrar agulhas de 0,10 milímetros a 0,20 milímetros. As mais comuns são as de 0,12 (agulha 00), 0,14 (agulha 0), 0,16 (agulha n.° 1), 0,18 (agulha n.° 2); a agulha mais grossa que se usa no Japão é a 0,20 (agulha n.° 3). Na China, praticamente, não se utilizam agulhas de espessura tão diminuta. No que tange ao cabo da agulha, existem também diferenças gritantes. No Japão, obrigatoriamente, o cabo necessita ser liso, devido à forma de aplicação da agulha, de maneira indolor, a partir do uso do mandril e das batidas do dedo indicador no cabo da agulha e também porque precisam deslizar livremente no tubo guia. Já as agulhas chinesas, têm estrutura mais áspera no cabo, uma espécie de nó, geralmente é mais longo e maior, porque a forma tradicional de se inserir a agulha na China é feita com as mãos. É necessário segurar o cabo nos dedos para realizar a inserção, sem a intermediação do mandril, como no método japonês, para tanto tais cabos necessitam de uma estrutura mais firme e áspera.

Quantidade de agulhas

No que diz respeito à quantidade de agulhas, o método chinês utiliza uma quantidade bem maior do que o estilo japonês. A acupuntura japonesa recomenda o uso de poucas agulhas, inclusive, existem métodos que recorrem a uma única agulha, conhecido por *ippon hari*. Outros métodos, como os que ensinamos, somente toca pontos no corpo sem inserção. E ao se inserir as agulhas, procura-se colocar o menor número possível no corpo do paciente. No Japão, existe uma grande preocupação com o estímulo, a fórmula mágica para se conquistar resultados rápidos e sólidos segue a filosofia de que **menos é mais**, menos estímulos, menos agulhas.

Outra característica que difere um estilo do outro, diz respeito à lateralidade da puntura das agulhas. No método chinês, comumente indica-se a inserção bilateral do corpo, já os estilos mais tradicionais do Japão, como a terapia de meridiano, realiza o agulhamento unilateral do corpo.

Isso tem a ver com o conceito de buscar pontos mais precisos, diretos e com menos estímulos, para não desgastar a energia vital do paciente e não produzir um estímulo forte, evitando reações adversas.

Em geral, no Brasil, não encontramos as agulhas japonesas, as quais são consideradas as melhores do mundo, como já havíamos falado, o Japão é especialista em aprimorar. Muitas agulhas japonesas possuem pontas que são lapidadas a laser, como uma das marcas mais famosas do Japão, a Serin. No Brasil, ainda é difícil o acesso a essas agulhas. As mais comuns por aqui são as chinesas, dentre as que temos acesso no país, as consideradas de melhor qualidade e de espessuras mais finas são as agulhas coreanas. Enquanto as chinesas possuem um cabo com a ponta arredondada, as japonesas possuem seu cabo liso, para facilitar as técnicas de inserção, já as coreanas possuem formato de um espiral contínuo, deixando o cabo mais áspero, contudo são acessíveis para passar pelo tubo guia, assim como as agulhas japonesas.

Estímulo

Uma das características marcantes da acupuntura japonesa, que difere da chinesa, é o cuidado com o excesso de estímulos. Ouvimos muito falar na "crise de cura" na homeopatia, principalmente no estilo unicista, onde aqueles que passam por tratamento podem sofrer, após o uso dos remédios homeopáticos, reações adversas, onde os sintomas são agravados. Isso é muito comum na homeopatia e faz parte do processo de cura do organismo e do ajustamento sofrido pelo indivíduo com vistas ao equilíbrio. Essa é uma visão particular da homeopatia. No Brasil, ouvimos falar que após sessões de acupuntura os pacientes podem ter um agravamento dos sintomas apresentados, muitos consideram isso uma crise de cura. Para os japoneses, isso é considerado um equívoco, na percepção japonesa, todo agravamento de sintomas diz respeito a um excesso de estímulos, especialmente se esse efeito se prolonga por mais de 24 horas, após a sessão de acupuntura, por isso, no método japonês temos a máxima de que menos é igual a mais.

É fundamental para o acupunturista do estilo japonês fazer uma avaliação precisa do biótipo da pessoa que está sendo tratada, do seu estado energético atual e mensurar a partir da palpação do pulso, abdome, meridianos e pontos, qual a quantidade de estímulos que se deve empregar naquele momento. Isso se dá, especialmente, através da identificação do estado de desequilíbrio energético do paciente a partir do quadro apresentado, seja um estado de deficiência ou de excesso, para só após definir-se a terapêutica e a quantidade de estímulos que deverão ser empregados no paciente. Caso esteja num quadro de deficiência, o acupunturista do método japonês irá priorizar as técnicas de suplementação, através dos métodos de agulhamento e moxabustão. No entanto, se o paciente apresenta um quadro de excesso de energia, sobretudo com a presença marcante de *jaki* (energia perversa) no seu corpo, é fundamental que os estímulos aplicados sejam empregados com técnicas de dispersão e drenagem. Caso os estímulos sejam exacerbados, isso poderá incorrer em um forte agravamento dos sintomas já apresentados, se caracterizando por uma superdosagem. Na visão da acupuntura japonesa, após receber uma sessão de acupuntura o paciente deverá apresentar — durante e após a sessão — uma melhora contínua e jamais um aumento dos sintomas apresentados ou o surgimento de novos. Caso isso aconteça, indica que houve excesso de estímulo.

Os estímulos são bem marcantes no estilo chinês, as próprias técnicas de agulhamento, em geral, são norteadas pela busca do *techi*, um estímulo forte onde se aprofunda a agulha e se manipula vigorosamente. Essa manipulação em geral produz uma sensação intensa de choque, seja na área agulhada ou numa extensão do corpo. Muitas pessoas que vêm ao meu consultório e que já passaram pela acupuntura chinesa sentem-se mais relaxadas e mais confortáveis durante o tratamento de acupuntura japonesa. Um dos fatores principais para que isso ocorra, deve-se às manipulações suaves e gentis, sem contar que muitos estímulos são não invasivos; como a acupuntura pediátrica japonesa (*shonishin*), na qual as aplicações podem ser executadas tanto em recém-nascidos, quanto em qualquer pessoa que tenha medo de agulhas, sejam, adolescentes ou adultos.

Inserção e profundidade das agulhas

Existe um equívoco recorrente, no que tange as inserções das agulhas no método japonês, comumente proferido por aqueles que não conhecem a fundo a forma de tratamento da acupuntura japonesa. É frequente ouvirmos a afirmação de que a acupuntura japonesa possui inserções superficiais, em parte esta afirmação é correta, contudo isso irá depender mais precisamente da técnica que está sendo empregada, do objetivo, do estado em que se apresenta o paciente e dos pontos selecionados para inserção. De uma maneira geral, a acupuntura japonesa é mais sutil e superficial, contudo, o que realmente irá determinar essa superficialidade é como se apresenta o ponto escolhido para inserção, se este se apresentar em um estado de vazio profundo, as punturas deverão ser profundas. Isso é a personalização do tratamento, os métodos que serão empregados pelo acupunturista serão consoante as necessidades individuais, sobretudo a partir do estado energético apresentado pelo indivíduo. Muitas pessoas são muito sensíveis e necessitam de estímulos suaves e inserções superficiais, outras precisam de inserções mais profundas, a mesma lógica se aplica às áreas que serão tratadas. O próprio quadro energético das pessoas é determinante para definir se as agulhas serão inseridas de forma superficial ou profunda. Isso varia muito da técnica, do estilo e da sintomatologia apresentada pelo paciente e, conjuntamente, pelo próprio pulso do paciente, superficial ou profundo.

Diagnóstico e avaliação

Um dos aspectos marcantes da diferenciação da acupuntura chinesa para japonesa é a forma de se realizar esse diagnóstico, diferem nos seguintes aspectos: a acupuntura japonesa utiliza a pulsologia, que também é utilizada na China, apesar das formas de avaliação se apresentarem diferentes uma da outra. Na japonesa temos uma forma exclusiva e única de diagnóstico, conhecido por *fukushin*, essa avaliação é realizada em toda região do *hara*, percebendo as alterações presentes em toda parede abdominal, em busca de achados relevantes como tensão, rigidez, flacidez, textura, temperatura e dor ao toque e a pressão. Esse é um dos principais recursos utilizados exclusivamente na acupuntura japonesa, dificilmente encontrado em outros estilos de acupuntura. Os japoneses desenvolveram essa avaliação a partir dos conhecimentos da fitoterapia, na área do abdômen você consegue fazer uma avaliação através da textura da pele, da tensão, da parede abdominal, das áreas que estão mais doloridas, para conseguir identificar quais as funções energéticas ou órgãos e vísceras que estão em desequilíbrio. Logo, na acupuntura japonesa segue-se muito o diagnóstico abdominal, é tanto que vários estilos possuem um mapeamento de zonas e áreas no abdome que muitas vezes diferem uma da outra, como no *fukushin* da Terapia de Meridiano, Nagano, Manaka, Craniopuntura e assim por diante. Cada um desses métodos possui seu próprio mapa de avaliação abdominal, em contrapartida, a forma chinesa dá muita ênfase ao diagnóstico da língua, através das formas presentes na língua, saburra e da coloração apresentada. Na acupuntura chinesa, o diagnóstico será praticamente realizado por meio de uma extensa anamnese para assim detectar as síndromes presentes no indivíduo, associado basicamente a pulsologia e, principalmente, a avaliação da língua. Já na acupuntura japonesa, grande parte da avaliação será realizada através dos tradicionais quatro exames que explanarei mais adiante, especialmente por um dos seus principais recursos avaliativos, a palpação, do pulso (seis posições), abdome, pontos e meridianos. A forma de avaliação palpatória se difere da chinesa, em razão de ter sido desenvolvida por deficientes visuais, pouco se utilizou o diagnóstico da língua.

Certa vez, inocentemente, em um dos seminários perguntei ao sensei Koei Kuwahara, porque na acupuntura japonesa não se utilizava o diagnóstico da língua e ele, em um gesto simples, apontou para os olhos. Entendi, o mestre Kuwahara apesar de ser dotado de visão, estudou por mais de 15 anos sob a tutela do sensei Kodo Fukushima, um dos maiores mestres cegos da acupuntura japonesa, criador do estilo Toyohari. Contudo, é possível encontrar professores no Japão que recorrem à avaliação da língua, como o sensei Renpu Fujimoto e o Sensei Katsumi Ichihara, que estudaram muitas técnicas e recursos de tratamento e avaliação empregados na medicina tradicional chinesa.

Uso da Moxaterapia

No que se refere à utilização da moxabustão, encontramos diferenças marcantes entre os dois estilos. Haja vista que no Japão é possível encontrar um vasto arsenal de técnicas diferentes de se empregar a moxaterapia, diferentemente do estilo chinês que utiliza poucos recursos, resumindo-se basicamente nas técnicas indiretas de moxabustão, dentre elas, o bastão de moxa. No estilo japonês, existe uma gama de métodos utilizados, tanto indiretamente, sem o contato da moxa na pele do paciente; quanto as famosas técnicas de moxa direta, onde se aplica pequenos cones de moxa amarela, do tamanho da metade de um grão de arroz-cateto, em pontos do corpo. Essa é a forma mais conhecida de moxaterapia desenvolvida pelos grandes mestres japoneses como Sawada e Fukaya. Ao longo deste livro, descreverei com mais detalhes os principais métodos de moxabustão indireta e direta praticadas no Japão.

中国から日本へお灸療法

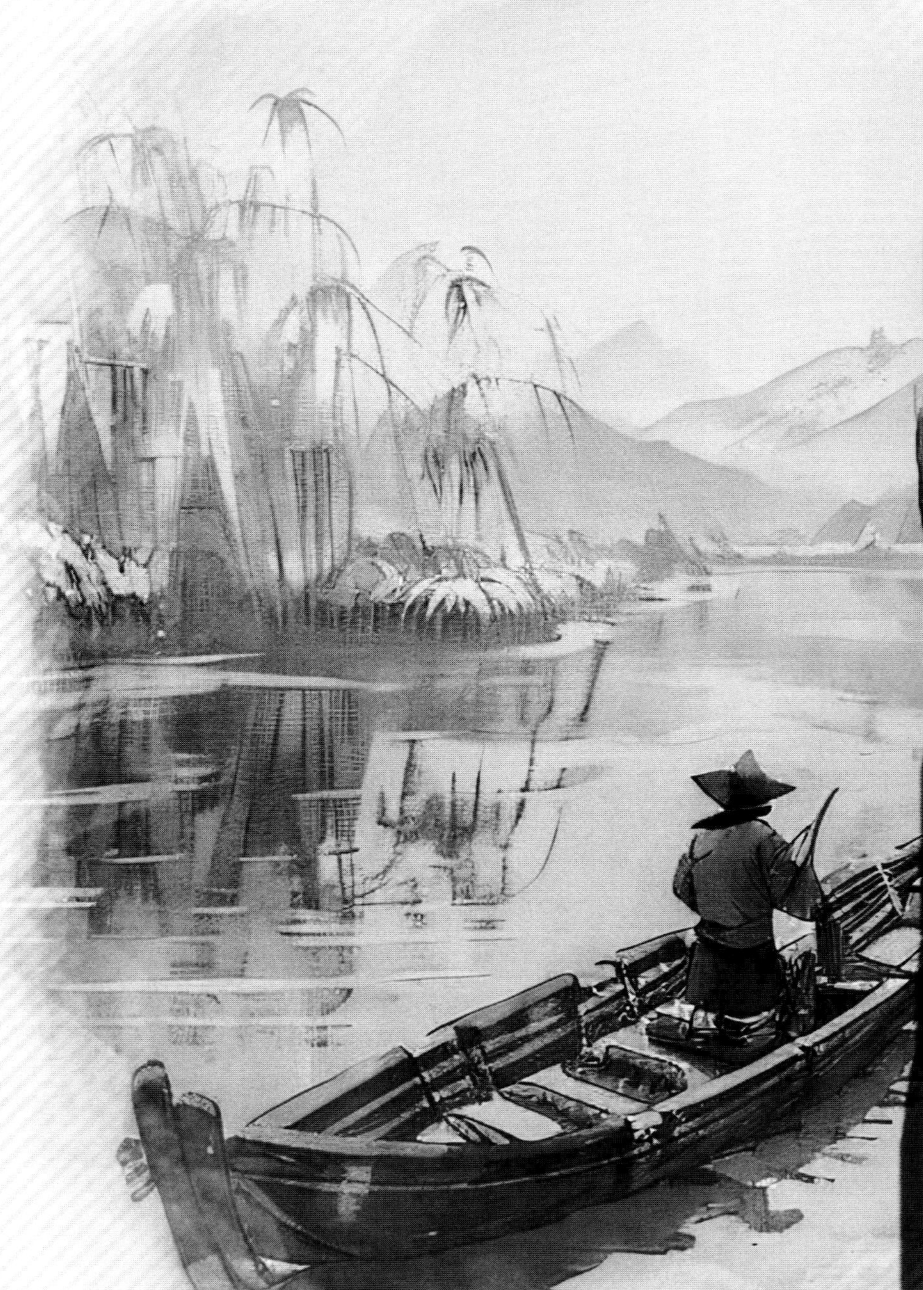

MOXOTERAPIA DA CHINA AO JAPÃO

A origem da moxa é considerada arcaica, inclusive muitos estudiosos defendem que a sua origem antecede o uso de agulhas. Quando a acupuntura chegou ao ocidente houve, de certa forma, um desmembramento da acupuntura e da moxaterapia. Falava-se de acupuntura e as pessoas só se lembravam das agulhas. No entanto, o nome que descreve o método de acupuntura na China e no Japão não faz distinção, na China esse sistema médico tradicional é conhecido por *Zhen Jiu* (针灸), que significa agulha e moxa. No Japão, temos a palavra *Shinkyu* ou *Harikyu* (鍼灸) que possuem o mesmo significado.

No Ocidente, as primeiras referências à moxabustão foram encontradas em cartas e relatórios, após as viagens de missionários jesuítas portugueses e holandeses, em visitas ao Japão em meados do século XVI. Eles referiam-se ao uso da moxa no Japão, por "botão de fogo", uma expressão comum no ocidente para ferros de cauterização, muito utilizados no período da escravatura. Como não sabiam explicar ou entender essa forma estranha de tratamento, utilizaram-se dessa expressão.

Fora do Oriente, o primeiro autor a falar sobre o assunto, em 1674, foi Hermann Buschoff, que utilizou o termo japonês *mogusa*. Como o "u" não é pronunciado com força, ele grafou o termo como "moxa".

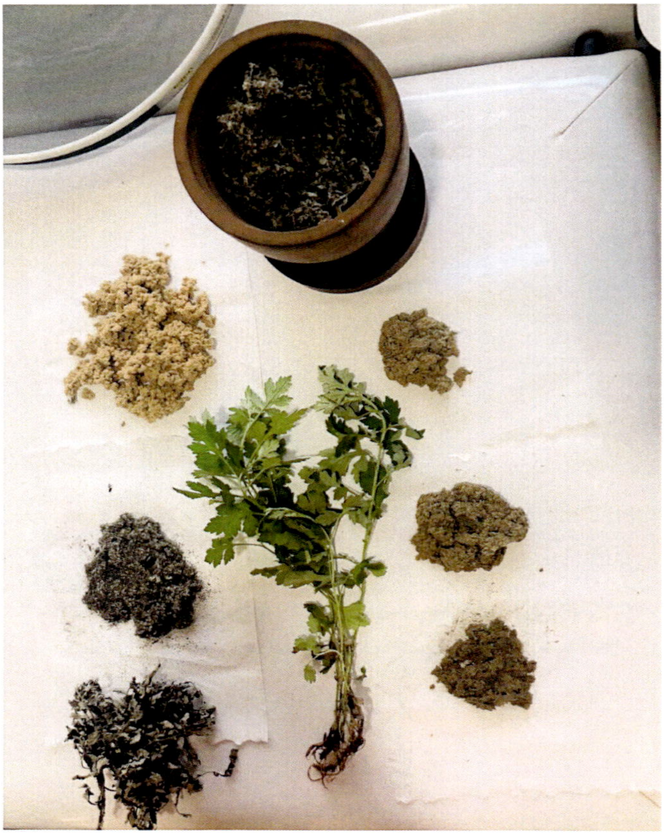

Diferentes qualidades da moxa

O *kanji* para a palavra moxa (灸) pode ser traduzido como longo tempo de aplicação de fogo. Por isso, que se diz que quando fazemos moxa, por longo tempo, em pacientes crônicos, obtemos efeitos fantásticos. Existe um jargão que frequentemente uso e ensino aos meus alunos, "desconfie do consultório do acupunturista que não cheira moxa". Nele está implícita a ideia de que o acupunturista que tem bons resultados, utiliza a moxabustão combinada à acupuntura em suas sessões. Aquele que não utiliza, corre o risco de ter resultados parciais em seu tratamento. No Oriente, no entanto, não existe separação quando falamos de acupuntura, o uso de agulhas e de moxa estão intrinsecamente ligadas. Essa associação foi sistematizada e descrita no cânone da medicina chinesa, Huang Chi Nei Ching - O Clássico de Medicina Interna do Imperador Amarelo. Essa junção ocorreu porque os terapeutas observaram que a ativação dos pontos de acupuntura aconteciam – com efeitos diferentes – com as agulhas e as ervas. Apesar da moxa ter características mais tonificantes, ela também pode ser utilizada de forma mais dispersiva, tanto nas formas de moxa direta como indireta. O mesmo se dá com a agulha, apesar de possuir características sedativas ou dispersivas, também se utiliza para técnicas de tonificação. O grande segredo para o acupunturista obter resultados rápidos e eficientes é saber combinar as técnicas de agulha e moxabustão.

O desenvolvimento da moxaterapia no Japão

No livro do Tomio Kikuchi, um dos grandes mestres da macrobiótica no Brasil, já falecido, ele traz um dos significados da moxa, que explica bem o seu desenvolvimento no Japão, qual seja, "capim e pai". Isso traz a ideia de capim do pai que significa: uma forma paterna e severa de se educar. Mesmo na China antiga, as formas de uso da moxa produziam queimaduras no corpo, ou seja, cauterização direta na pele. Esse método foi trazido para o Japão e ouvimos muitos japoneses mais velhos lembrarem-se do uso da moxa praticado por seus avós de uma forma muito pouco agradável. No entanto, essa forma antiga, que era praticada na China e no Japão, evoluiu. Como sabemos, os japoneses passaram mais de mil anos desenvolvendo e aprimorando os métodos antigos oriundos da China e Coreia, fazendo com que os mesmos se tornassem mais suaves, sutis e agradáveis. As formas de moxaterapia praticada hoje no Japão são muito sutis e suaves. As técnicas de moxa indireta, conhecidas por *onkyu*, são as técnicas mais praticadas no estilo chinês e as mais conhecidas no ocidente, principalmente através do método de bastão de moxa, onde se aplica o bastão em pontos e áreas, sem o contato direto com a pele.

Algumas das técnicas de moxa indireta são: *chinetsukyu, biwakyu, daizakyu, kyutoshin, bokyu, ontake, horokokyu.*

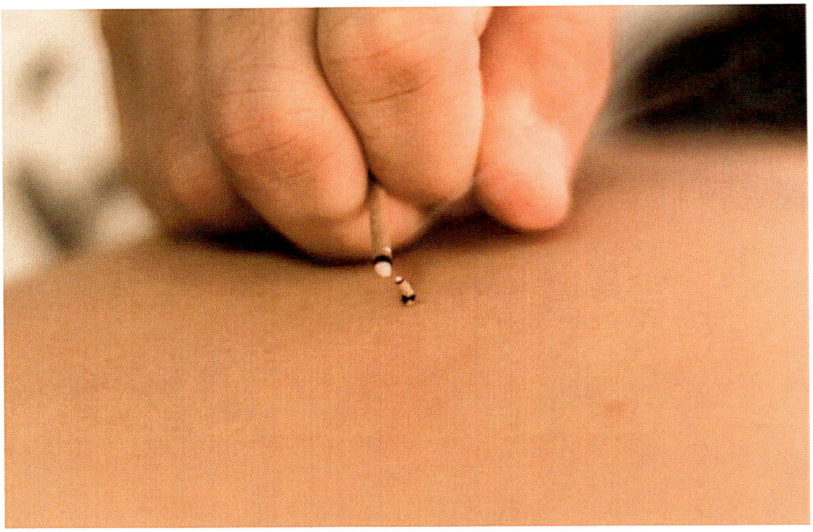

Moxa direita

No entanto, a forma mais conhecida de aplicação de moxaterapia praticada no Japão, é por meio dos métodos diretos, realizados sobre a pele. O método mais conhecido é o *tonetsukyu*, no qual são aplicados pequenos cones de moxa amarela, aproximadamente do tamanho de meio grão de arroz, diretamente na pele, acesos com incenso. Antes que o calor atinja a pele são apagados com os dedos ou, na técnica de moxa de Fukaya, com um bambu.

No dia a dia, utilizo todas as técnicas em combinação com as agulhas. O que determinará o método de moxa serão as características apresentadas pelo paciente, principalmente, pela manifestação do pulso das seis posições, especialmente o que é percebido no pulso médio, que representa o *ki* estomacal.

O *ki* estomacal define a característica e a qualidade geral energética do paciente, trazendo elementos importantes, juntamente com a sintomatologia apresentada, auxiliando na definição das estratégias que serão utilizadas no tratamento. Ou seja, se tenho um paciente com um pulso profundo, fraco e lento e com uma doença crônica (dores lombares, hérnia de disco, cansaço, fraqueza, indisposição, má digestão) esse é um paciente típico no qual devemos usar e abusar dos métodos de moxa, especialmente as técnicas de moxa indireta; tal paciente necessita mais de moxa do que agulha.

No entanto, se o paciente possui um pulso superficial, forte e rápido, se apresenta num quadro de excesso energético com a clara presença de *jaki* no corpo, devemos usar técnicas dispersivas e principalmente agulhas. Não é proibitivo o uso de moxa, mas ela deve ser utilizada parcimoniosamente, específica e especialmente voltada para as técnicas de dispersão. Optaria por técnicas de moxa direta com poucos cones e poucos pontos.

Os métodos de moxa direta tiveram dois grandes mestres, Sawada Ken e Isaburo Fukaya.

Sawada Ken (1877 – 1939) era praticante das artes de combate do *jujutsu* tradicional e das técnicas de ajuste articular do seitai. Viveu por 20 anos na Coreia e lá aprendeu acupuntura e as técnicas arcaicas de moxa direta. Ao voltar ao Japão, em 1922, se estabeleceu como um renomado terapeuta em Tóquio, desenvolvendo um famoso método de tratamento conhecido por suprema polaridade, onde combinava sua teoria com as técnicas de agulha e moxa, utilizando 10 pontos principais, para o reequilíbrio dos meridianos. Seu trabalho foi difundido pelo seu discípulo Shirota Bunshi e abriu as portas para o desenvolvimento da moxabustão direta.

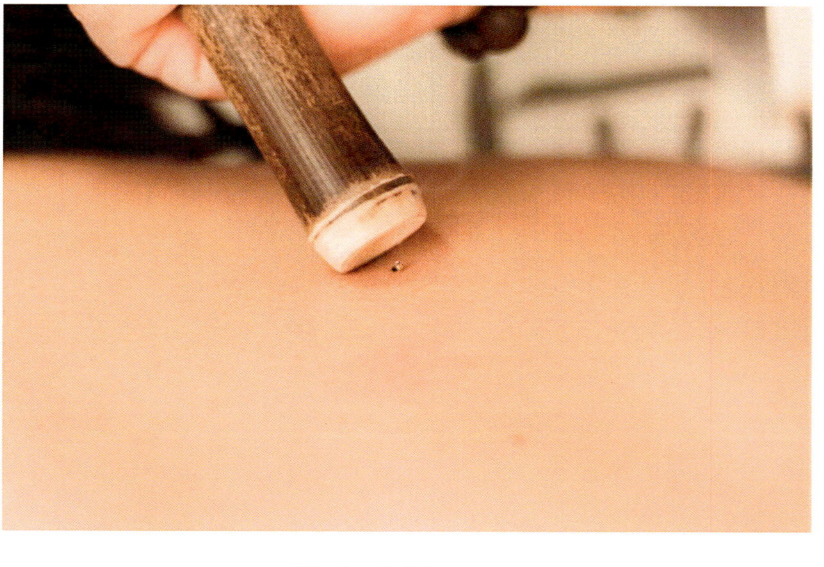

Bambu de fukaya

Isaburo Fukaya nasceu em 1901, após iniciar seus estudos em Direito e preparar-se para ser monge, contraiu uma grave doença, permanecendo por cinco anos acamado, obtendo somente a cura através da moxaterapia. Isso fez com que decidisse se dedicar ao estudo e prática dessa arte, desenvolvendo um estilo único e inovador, que recorria a um bambu para pressionar os pontos vivos após a aplicação dos cones de moxa, produzindo uma penetração mais profunda do calor da moxa, liberando de forma rápida os bloqueio de *ki* e sangue. Seu método vem sendo difundido no Brasil e fora do Japão pelo sensei Felip Caudet, Espanha, considerado o quarto na linhagem de transmissão da família Fukaya, o qual tenho a grata satisfação de tê-lo como amigo.

Moxa Sagrada

Quando Kobo Daishi, também conhecido por Kukai (774 a 835 D.C.) retornou ao Japão, após estudar anos na China, trouxe consigo o conhecimento do budismo esotérico e da moxabustão, disseminando-os conjuntamente, especialmente na região de Koyasan. Foi a partir dos conhecimentos de Kukai que a moxaterapia iniciou o seu desenvolvimento no Japão, inúmeras escolas budistas, até os dias atuais, realizam práticas de tratamento com moxaterapia nos templos e monastérios, muitas delas permeadas por um viés de tratamento espiritual. A técnica mais famosa e mais praticada é o *horokokyu*, uma técnica de moxa indireta, na qual se coloca um chapéu de barro no topo da cabeça e acende um grande cone de moxa, alinhado com o famoso ponto *Hiyakue* (VG20). Trata-se de um tratamento tradicional para problemas de cunho mental e espiritual. Outras escolas budistas realizam aplicações de moxa direta nos dois olhos do joelho (pontos extras), também com enfoque espiritual. Existe outra técnica mencionada nas pesquisas do sensei Antônio Augusto Cunha, que para mim é a mais curiosa de todas, é uma espécie de moxa à distância, que funciona da seguinte forma: as pessoas vão até o templo, ficam descalças e pisam numa caixa de areia, lá deixam uma marca de sua pegada, na área que equivale ao ponto *ryusen* (ponto R1), é aplicada moxa (na pegada deixada na areia) e, também, são entoados mantras para o tratamento espiritual daquela pessoa.

Em meu consultório, em algumas ocasiões, utilizo a técnica *horokokyu*, principalmente para tratar pacientes com problemas psiquiátricos, como depressão, síndrome do pânico, bipolaridade, esquizofrenia, abstinência e dependência química. O tratamento tem a duração de 20 a 30 minutos, na região da cabeça, muitas pessoas que possuem essas patologias mentais acalmam-se, relaxam, tranquilizam-se. Indivíduos que sofrem com excesso de pensamentos e/ou pensamentos acelerados sentem suas mentes aquietarem-se. Em razão desse tratamento com moxa atuar neste ponto, conhecido como ponto dos "cem encontros" (onde vários meridianos se encontram na cabeça), você consegue produzir um efeito geral de reequilíbrio em todo o corpo.

Em uma das minhas viagens ao Japão, na cidade de Nara, ao passar por uma tradicional feira de alimentos e artesanatos, me deparei com um moxaterapeuta realizando a técnica. Não pensei duas vezes, entrei na fila esperando a minha vez para receber o tratamento, paguei cerca de 1.000 ienes para receber vinte minutos de aplicação de moxa. É bastante relaxante, ajuda a acalmar a mente, a pacificar os pensamentos. No momento da aplicação, relaxa-se bastante e depois sente-se bastante vitalidade e disposição.

Podemos dizer que as técnicas de moxa sagrada possuíram um papel importante na disseminação da prática no Japão, o que popularizou o uso da moxa, tornando-se uma prática popular não só nos templos, mas também entre as famílias. Com os processos de formalização da acupuntura no Japão, as práticas populares foram sendo perdidas, no entanto, na atualidade, com o advento da Moxa África, a popularização da moxa reacendeu. A Moxa África é um projeto que surgiu com a proposta de tratar doentes de tuberculose na África, associaram-se pesquisas de imunomodulação a projetos de ajuda humanitária.

Como sabemos, principalmente através das pesquisas do Dr. Shimetaru, que viveu 108 anos, a moxa age no aumento do sistema imunológico agindo diretamente sobre os glóbulos brancos. Em suas pesquisas, o uso da moxa no ponto *ashi no san ri* (E36) possui efeito notório sobre a imunidade, tal conhecimento foi levado à África e aplicado naquele povo, o que contribuiu para diminuir substancialmente as mortes por tuberculose entre as pessoas tratadas. Isso deu origem ao projeto humanitário, que hoje é muito forte no Japão e em outras partes do mundo, chamado Moxa África, no qual são realizados cursos e eventos para disseminar a moxaterapia.

O projeto começou na Inglaterra e consiste na pesquisa e arrecadação de fundos para compra de moxa e materiais para serem distribuídos e enviados à África, para que as pessoas que já foram treinadas na técnica apliquem nos demais. Os japoneses assumiram esse projeto e passaram a organizar eventos, propondo o retorno do uso popular da moxa entre as famílias, como era no passado, retornando o uso popular da moxa no país. Quando estive em 2018, com um grupo de alunos no Japão, tivemos a honra de participar de um desses seminários, realizado em Tóquio, no templo de Sugiyama. O mais curioso é que a maioria dos participantes não era acupunturista, era dona de casa, profissional liberal. Estavam ali, não com a intenção de aplicar a moxa profissionalmente, mas para realizar o tratamento em casa, em si e em seus familiares, mostrando o retorno da popularização da técnica.

経穴 -ツボ-

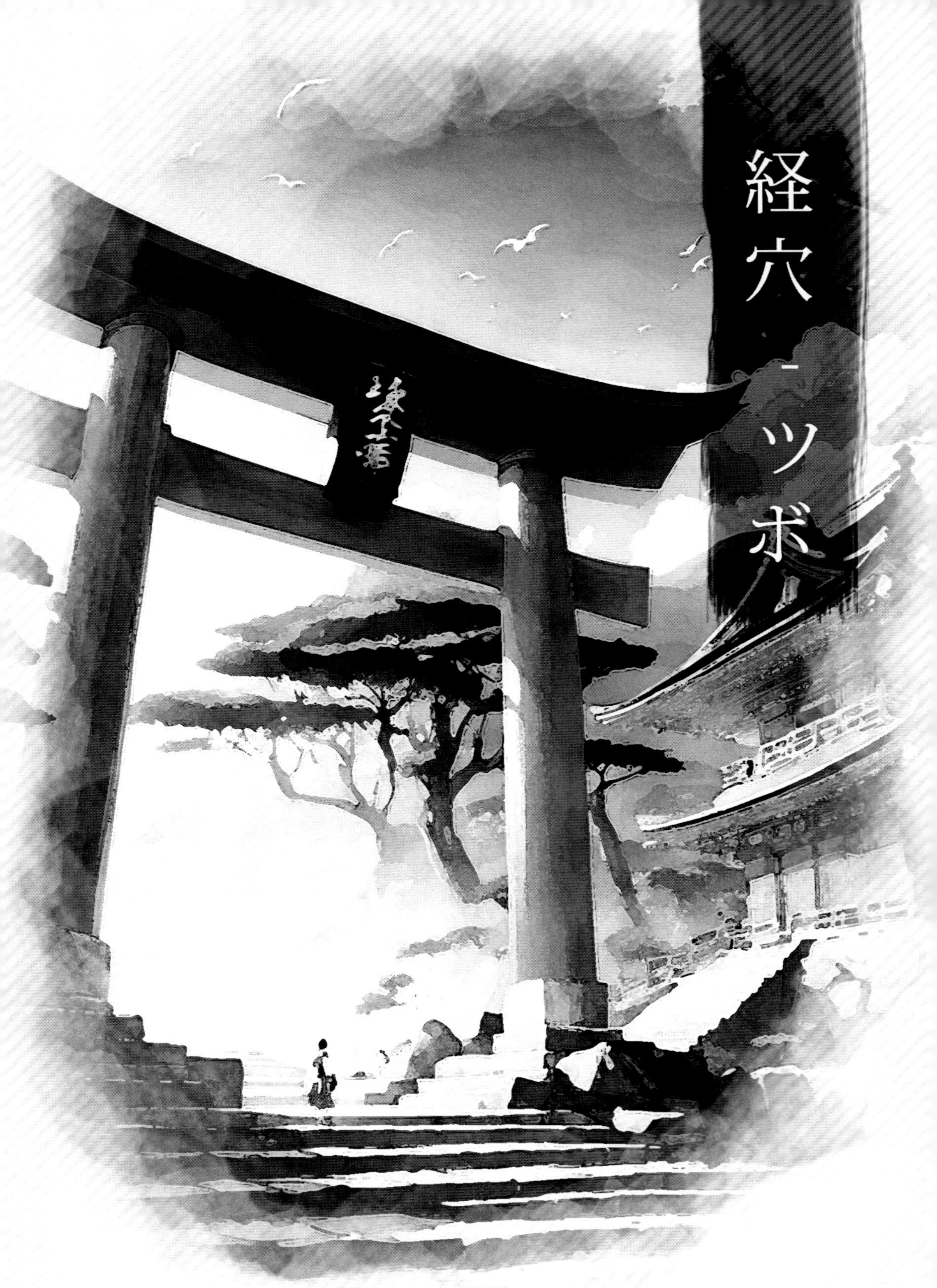

OS PONTOS DA ACUPUNTURA TSUBO (穴)

Na acupuntura, são tradicionalmente catalogados 365 pontos, um para cada dia do ano e 12 meridianos, um para cada mês do ano.

Bem, isso não quer dizer que você necessita obrigatoriamente conhecer e dominar toda essa quantidade de pontos para exercer a acupuntura e obter resultados satisfatórios. Na verdade, segundo o mestre japonês, Hidetaro Mori, que realizou mais de 50 anos de pesquisa clínica e publicou uma obra intitulada: "Introdução à Acupuntura", existem oitenta principais pontos de acupuntura, que podem tratar qualquer distúrbio ou desequilíbrio presente nas pessoas. Com essa pesquisa, o sensei Mori mostra que não é a quantidade, mas a qualidade dos pontos que determinará a eficácia do seu tratamento. Para que isso possa ficar mais claro, é importante que compreendamos o conceito particular de *tsubô*, presente na acupuntura e terapias japonesas.

O kanji para palavra *tsubô* 穴 pode ser traduzido por vaso, jarro, vasilhame ou buraco. Se visualizarmos um jarro, ele possui uma perspectiva tridimensional, dispõe de variados tamanhos, formatos e diversas profundidades, assim como os famosos pontos da acupuntura. Essa analogia descreve, precisamente, a identidade do ponto de acupuntura. A ideia de *tsubô* como recipiente, denota uma particularidade presente nos pontos de acupuntura, a de armazenar e guardar o ki. O *tsubô* possui uma estreita relação com a pele e está inserido nos canais de energia do corpo, esses mesmos pontos além de guardarem o *ki*, são as principais vias de intercomunicação, passagem e troca entre as energias, que estão dentro e fora do corpo.

Frequentemente, estamos suscetíveis às influências das energias externas, que entram em contato conosco, através dos elementos da natureza, na forma do vento, umidade, secura, calor e frio. Os pontos são exatamente essas passagens ou esses portais, onde o nosso campo energético conecta o meio externo com o meio interno.

Particularmente, gosto muito dessa ideia dos pontos como portais ou portas, pois assim como são vias de acesso de um local (para outro), os pontos também o são.

Essa ideia está muito presente na cultura e arquitetura sino-japonesa, é comum encontrarmos na entrada de residência na China um portal, assim como o famoso *tori* japonês, presente especialmente nos santuários japoneses; ou nos sopés de montanhas sagradas do Japão, ou, até mesmo, na beira do mar. Estes lugares que possuem a presença de *toris*, indicam que este lugar é considerado sagrado e representa a passagem entre o plano terrestre e o plano celeste, entre o plano mundano e o plano espiritual.

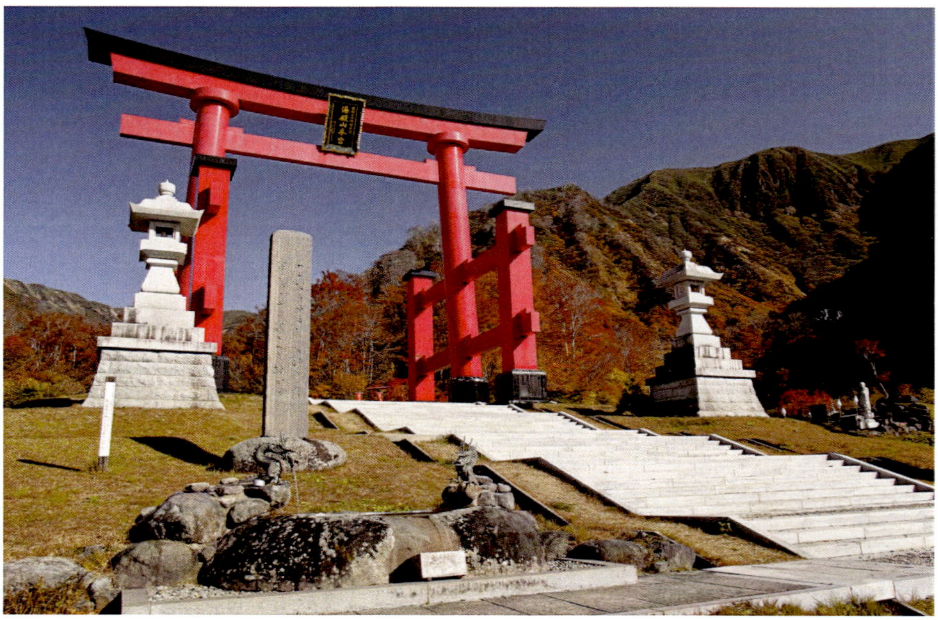

Yudonosan Shrine | Search Destinations in Tohoku | TRAVEL TO TOHOKU

The official tourism website of Tohoku, Japan

Essa é a mesma ideia que devemos ter dentro do nosso corpo, nosso corpo é um invólucro sagrado, onde está a nossa alma, a nossa consciência, o nosso espírito. Mediante uma atuação externa sobre esses pontos, seja através da acupuntura, moxabustão ou até mesmo acupressão é possível modificar não só a energia interna, atuar sobre o sangue e órgãos internos, bem como é possível agir sobre a consciência do indivíduo, modificando os estados mentais e emocionais e até mesmo espiritual. Isso faz da acupuntura uma terapia integral e, saber interagir de forma precisa e adequada sobre os *tsubôs*, possibilita ao acupunturista intermediar um poderoso processo de autocura nas pessoas.

Conceito de Tsubô

Um dos principais conceitos da acupuntura japonesa que envolve ponto, diz que ele se mostrará, se tornando saliente, deprimido, áspero, úmido, seco, endurecido e, especialmente, doloroso ao toque. De uma maneira geral, os *tsubôs* se apresentarão quando o indivíduo manifestar desequilíbrios marcantes, seja nos meridianos, órgãos ou vísceras, sejam os desequilíbrios oriundos da fadiga, cansaço, estresse, tristeza, raiva, ansiedade, preocupação, medo ou pela invasão de patógenos externos.

Esta é a forma pelo qual o sistema energético do corpo pede socorro e solicita tratamento. O bom acupunturista consegue perceber e localizar precisamente os pontos que necessitam de tratamento, identificando através da palpação e do diagnóstico, quais recursos devem ser melhor empregados nos pontos, seja por meio de técnicas de agulhamento, de tonificação ou dispersão, moxabustão direta ou indireta, ou mesmo técnicas de sangria. O que determinará a escolha será a palpação da área, mais precisamente do ponto percebido, pois, conforme a forma pela qual ele se apresenta, endurecido ou flácido, protuberante ou deprimido, seco ou úmido, áspero ou liso, serão escolhidos as melhores métodos a serem utilizados. Contudo, para ter essa percepção, o terapeuta necessita desenvolver uma palpação tátil refinada, a mesma que os mestres, deficientes visuais, desenvolveram. Certamente, estamos tratando de uma das características únicas do estilo japonês de acupuntura.

Os desequilíbrios aferidos nos pontos são energias bloqueadas, sangue estagnado e toxinas presentes no organismo. Conforme cada tipo de desequilíbrio os pontos vão se manifestar, seja mediante pequenas depressões (onde conseguimos sentir quando tocamos com os dedos as áreas dos meridianos), mediante rigidez, endurecimento, ou por meio de áreas esponjosas (como se estivéssemos tocando numa pequena esponja que está debaixo da pele).

Uma dos princípios particulares à acupuntura japonesa diz que: os meridianos e pontos se deslocam das suas linhas e locais originais, sobretudo, se o meridiano estiver acometido por um desequilíbrio. Talvez seja uma das principais características, no que diz respeito aos pontos de acupuntura, que diferenciam os estilos chinês e japonês. Na acupuntura chinesa se dá muita ênfase à localização, baseada nas famosas polegadas chinesas, conhecidas por *tsun* ou *cun*. Já no método japonês, as polegadas servem somente como referenciais, pois, devido ao desequilíbrio presente no meridiano, o ponto pode estar mais para cima ou para baixo, para um lado ou para o outro, na verdade, o que determinará sua localização será exclusivamente a palpação; essa teoria vai ao encontro a um dos principais conceitos da acupuntura e moxaterapia japonesa, o "ponto vivo".

Os pontos vivos (Ikita Tsubô)

Os pontos vivos e operantes, como propõe o mestre Shudo Denmei, são determinantes para se obter resultados efetivos na acupuntura. Tal conceito determina que cada ser é único e que identificar os pontos pessoais do paciente, tratá-los adequadamente, é condição fundamental para se obter resultados efetivos no tratamento. É uma visão que se contrapõe à proposta amplamente difundida na acupuntura e auriculoterapia chinesa, que ensina o uso de protocolos predefinidos. Comumente, estes protocolos determinam uma combinação de pontos a serem utilizados para tratar uma doença ou sintoma específico, sem considerar o indivíduo, aquele que está doente. Os sintomas ou doenças são manifestações de uma desarmonia muito pessoal, presente no doente, ou seja, cada ser adoece por inúmeros fatores, sejam de ordem física, emocional, mental ou ambiental (estilo de vida, alimentação). Determinar um protocolo ou seleção de pontos para tratar todos os que, por exemplo, sofrem de insônia, é afirmar que a insônia possui uma única origem e, na verdade, sabemos que ela pode ser motivada por variadas causas e a procedência é distinta em cada doente. Existem insônias oriundas de distúrbios presentes no fígado que se manifestam somente após o indivíduo estar dormindo, fazendo-o despertar entre uma e três horas da manhã; assim como insônias presentes no desequilíbrio do sistema respiratório, com raiz no pulmão, que se apresentam entre três e cinco horas da manhã. Outro tipo de insônia é aquela onde a pessoa tem dificuldade para cair no sono, por ficar presa ao fluxo contínuo e incessante de pensamentos e preocupações, intrinsecamente ligados ao desequilíbrio do baço e do sistema digestório.

O conceito de ponto vivo, proposto na acupuntura japonesa, é exatamente uma personalização do tratamento, onde se deve fazer do corpo um livro de braile, ou seja, os olhos do acupunturista devem ser transposto para as mãos, particularmente, para ponta dos dedos, para identificar os pontos pessoais do paciente, através das alterações presentes na pele.

Muitos desses pontos apresentam características marcantes e podem ser localizados nos reparos anatômicos, entre ossos, tendões e músculos. Manifestar-se-ão através de uma pequena depressão ou estarão em áreas endurecidas e rígidas, também podem se apresentar na forma de nódulos, facilmente percebidos pelos praticantes de shiatsu, são conhecidos na acupuntura por *koris* e representam verdadeiros bloqueios no fluxo de *ki* e sangue no corpo. Normalmente se localizam entre as fáscias, ou às vezes, de forma mais profunda, especialmente na área do abdômen, podendo ser percebidos na palpação abdominal. Logo, conseguir perceber essas alterações na pele é fundamental.

Alguns pontos podem se apresentar por meio de umidade na pele, outros em zonas ásperas e seca, de uma maneira geral, a forma mais clara de descoberta dos pontos vivos consiste em deslizar o dedo indicador da mão não dominante sobre o percurso de uma meridiano, ao fazer isso, o terapeuta perceberá que o dedo irá frear ou grudar sempre em um mesmo lugar, após encontrar esta área deve-se fazer uma palpação detalhada, para perceber algumas alterações, como: depressão, rigidez, bolinhas esponjosas ou pequenos nódulos. Ao localizar um ponto, deve-se pressionar para ver se possui dor ao toque, caso manifeste dor, será um forte indício de um ponto vivo, que solicita tratamento.

O segundo passo, ao localizar o ponto pessoal do paciente, é definir a técnica que deverá ser empregada no ponto, normalmente levo muito em consideração a qualidade do pulso do paciente, algo que avalio no início da sessão. Se o pulso for mais *yang*, opto por técnicas de dispersão, caso se manifeste mais *yin*, prefiro utilizar técnicas de tonificação. Contudo, a isso será somada a manifestação do ponto, por exemplo, quando o pulso é débil e lento, e o ponto mostra-se úmido e deprimido, realizo técnicas de moxa indireta, que possuem uma ação mais tonificante; caso o pulso se apresente superficial e forte, e se o ponto está rígido e levemente áspero, as técnicas empregadas são de dispersão, as que surtem um melhor efeito são as técnicas de agulhamento, como *jakutaku* ou *senen-jutsu*. A escolha das técnicas está intrinsecamente relacionada com o estado de *jitsu* ou *kyo,* tanto do indivíduo, como dos pontos.

Principais características dos pontos vivos

1. **Endurecimento:** caracterizado por um nódulo pequeno, móvel, que pode ser sentido sob os dedos; ao ser pressionado produz uma sensação de dor que irradia em ambas as direções dos meridianos.

2. **Sensibilidade:** se manifesta ao se tocar ao longo de um meridiano com as pontas dos dedos, um ponto ligeiramente duro pode ser encontrado; ao pressionar o ponto, pode causar uma forte reação de sensibilidade ou dor.

3. **Hiperestesia:** sensibilidade em certas áreas ao longo do curso de um meridiano quando tocados ou ligeiramente comprimidos (edemas).

4. **Depressão:** pequenos buracos ou depressões presentes ao longo de um meridiano, localizadas com a ponta dos dedos polegar ou indicador. Estas depressões podem ser localizadas com frequência em pontos fontes, tal como P9, PC7.

5. **Congestão:** em geral, é percebido na região do hara e indica estagnação de *ki* e de *ketsu*, a área irá se apresentar inchada.

Jitsu e *Kyo*

Jitsu e kyo são dois conceitos fundamentais da medicina oriental. No Japão, a palavra *jitsu* significa excesso, cheio e *kyo* estado de deficiência ou vazio. Toda a base da medicina oriental é pautada nos princípios do *yin* e *yang*, representados no famoso símbolo do *tai chi* que envolve o conceito de forças opostas, contudo, complementares. Os princípios do *yin* e *yang* representam o movimento e a manifestação da força vital (*Ki*) no universo e na natureza, através da constante alternância dessas polaridades, em busca do equilíbrio necessário e primordial para a manutenção da vida. Isso pode ser observado através do fluxo das marés, da alternância entre o dia e a noite, do calor do verão e do frio do inverno, do nascimento e da morte, da impetuosidade dos jovens e da mansidão dos velhos. Para existir equilíbrio na vida, em todas as suas formas e manifestações, faz-se necessário essa alternância.

No corpo humano, observamos a presença do *yin* e *yang* em vários aspectos, tanto em sua anatomia, fisiologia e bioquímica, bem como, em sua parte energética.

O sistema *zosho* de órgãos e vísceras, o sistema nervoso autônomo, dividido em simpático e parassimpático, os músculos e os ossos, o sangue e o *ki*, todos são representações do *yin* e *yang*. Ambos os conceitos necessitam ser compreendidos na medicina oriental, para que o diagnóstico e o tratamento possam ser bem avaliados e administrados.

Toda semiologia da medicina oriental está enquadrada dentro desses princípios, assim como sua terapêutica. Avaliar e determinar se o paciente apresenta-se no quadro de excesso ou deficiência é o passo primário para traçar as estratégias de tratamento, os tipos e quantidades de estímulos necessários para obter-se resultados efetivos, em especial, em uma única sessão de acupuntura.

Para isso os japoneses recorrem aos quatro exames tradicionais: *boshin* (olhar), *bushin* (escutar/cheirar), *monshin* (perguntar) e *seshin* (palpar). Dos quatro exames, a palpação é o mais importante na acupuntura japonesa, por ser a partir da palpação que o terapeuta conseguirá identificar os estados de excesso e deficiência presentes no paciente. É pelo toque na pele, observada a textura, se está seca ou úmida, áspera ou lisa, quente ou fria, que o acupuntor inicia sua percepção e interpretação do estado geral do paciente, isso pode ser observado de maneira generalizada ou pontual, como na palpação de meridianos específicos ou de pontos da acupuntura. O primeiro contato já traz inúmeros indícios e elementos importantes no processo de avaliação, ao restringir-se a uma pequena área de avaliação, como um ponto, é importante sentir sua manifestação, se está endurecido, mole, deprimido ou protuberante, vejamos as principais características dos estados de excesso e deficiência:

Jitsu: quente, seco, áspero, duro, tenso, protuberante, inchado;

Kyo: frio, úmido, liso, flácido, mole, deprimido.

オーリングテスト

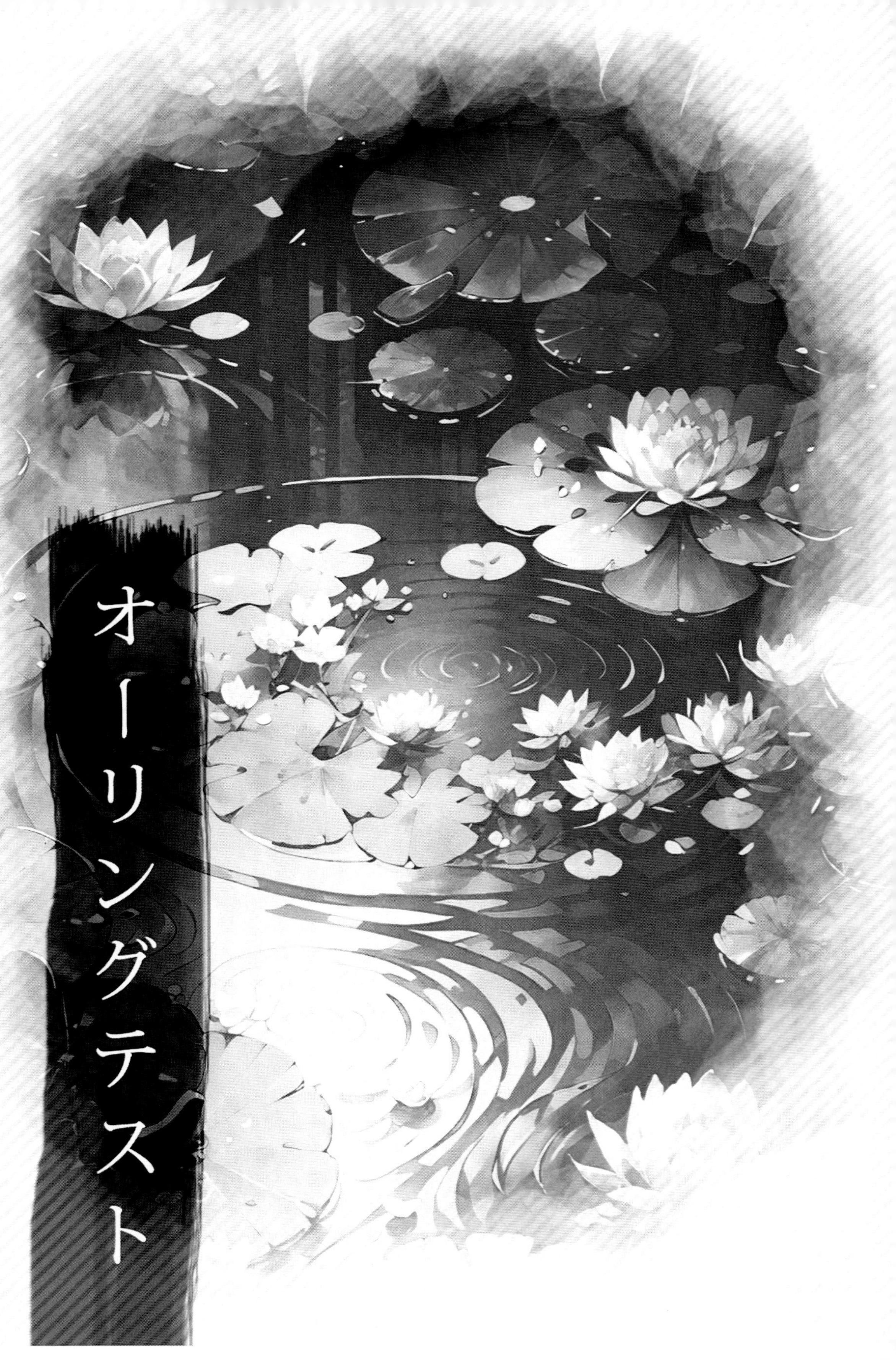

Oring Teste

O teste do anel, BDORT ou teste Omura, como também é conhecido, é um dos recursos de avaliação e diagnóstico mais revolucionários utilizados nas terapias japonesas. Foi desenvolvido a partir de 1965, pelo Dr. Omura, professor assistente de Farmácia e de Cirurgia na Faculdade de Medicina de Nova Iorque e pesquisador de Engenharia Elétrica na Universidade de Manhattan. Seus estudos foram baseados na cinesiologia aplicada, desenvolvida pelo seu colega, o Dr. George Goodheart, quiroprata americano, criador desse método. O Dr. Omura, apesar de entusiasta do método, percebeu algumas instabilidades que poderiam incorrer em erro, pois nos testes neuromusculares realizados na cinesiologia, se utilizava grandes áreas musculares, como o braço que, na visão do Dr. Omura, estavam mais suscetíveis a fadiga muscular, podendo apresentar inexatidão durante o processo das avaliações. Diante disso, o Dr. Omura trocou o uso do braço pelos dedos indicadores e polegares, que estão menos expostos à fadiga muscular, batizando o teste de *Oring* (anel — inglês), uma referência ao formato feito com a união do dedo indicador e polegar. O Dr. Omura empreendeu inúmeras pesquisas científicas, realizadas em laboratório, com o auxílio de exames convencionais como: radiografias, tomografia computadorizada, exames de sangue, cultura de bactérias e testes de sensibilidade a antibióticos, visando comprovar a eficácia do diagnóstico.

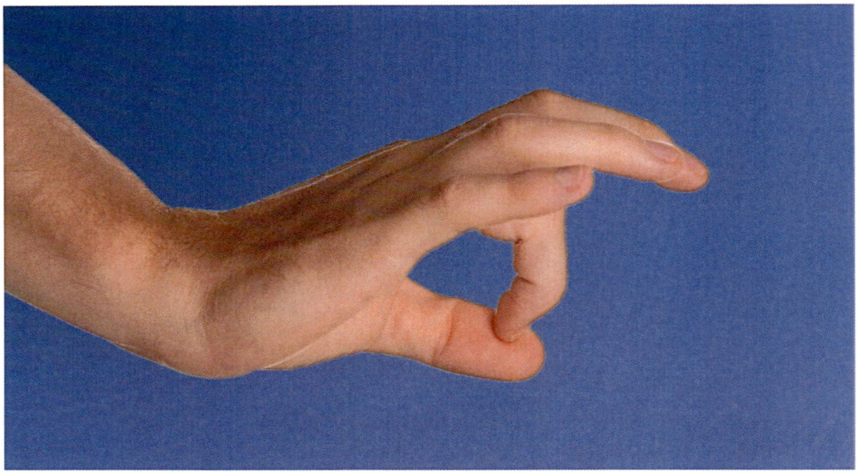

Oring Test

O exame era realizado com o paciente colocando o dedo polegar em oponência com outro dedo da mesma mão, em geral, o dedo indicador, contudo é possível utilizar outros dedos. Prefiro utilizar o dedo anelar que, de uma maneira geral, possui força menor que o indicador. Na forma tradicional, é solicitado ao paciente que resista à tentativa do examinador de abrir esse anel formado pelos dedos em uma direção oposta, para assim avaliar a intensidade da força do paciente ao tentar manter os dedos unidos.

O conceito básico desta avaliação abordava os mecanismos neurológicos do corpo, onde as partes anormais do corpo humano, apresentavam um campo elétrico e magnético que se diferenciava das áreas normais e saudáveis. Estimulando-se os nervos sensoriais com leve pressão mecânica, luminosidade específica, campo elétrico ou magnético, o estímulo é transmitido até chegar ao centro do cérebro. Ou seja, é possível utilizar a própria sabedoria inata presente no organismo, para, por exemplo, avaliar as dosagens que devem ser administradas de um fitoterápico, personalizadamente para um paciente, assim como, ver se o medicamento será bem recebido e efetivo para o corpo. Com esse teste também é possível localizar as zonas onde estão presentes os desequilíbrios nos órgãos, vísceras ou meridianos, descobrir quais os melhores pontos e estímulos que devem ser executados no paciente que está sendo examinado. Os recursos que podemos utilizar com o *oring* teste são vastos e muito úteis, principalmente se você quer ganhar tempo em seu tratamento, realizando uma avaliação mais célere.

O *oring* teste foi-me apresentado pelo saudoso sensei Antônio Augusto Cunha, em meados de 2011. Confesso que de início fiquei um tanto quanto cético e desconfiado de sua eficácia, até um dia me deparar com um evento onde eu teria que atender aproximadamente vinte pessoas, em pouco mais de duas horas. Senti que precisava realizar um tratamento rápido e efetivo, para tanto não poderia perder tempo em diagnósticos mais demorados, diante do desafio resolvi utilizar-me do método, realmente foi impressionante; com o direcionamento que o *oring* teste me proporcionou, indicando as áreas, zonas e pontos que eu deveria tratar em cada paciente, o resultado foi notável, não apenas para mim, mas para as pessoas que receberam o tratamento naquele dia. Muitas se apresentavam com dores crônicas e, em um tratamento muito rápido, realizando técnicas em partes muito específicas do corpo, consegui resultados surpreendentes. A partir deste evento não parei de utilizar o *bdort* e costumo dizer aos meus alunos, quando estou ensinando este método, que ele é nosso "GPS", pois nos deixa no local certo, onde necessita realmente de tratamento.

日本鍼灸の主なスタイル

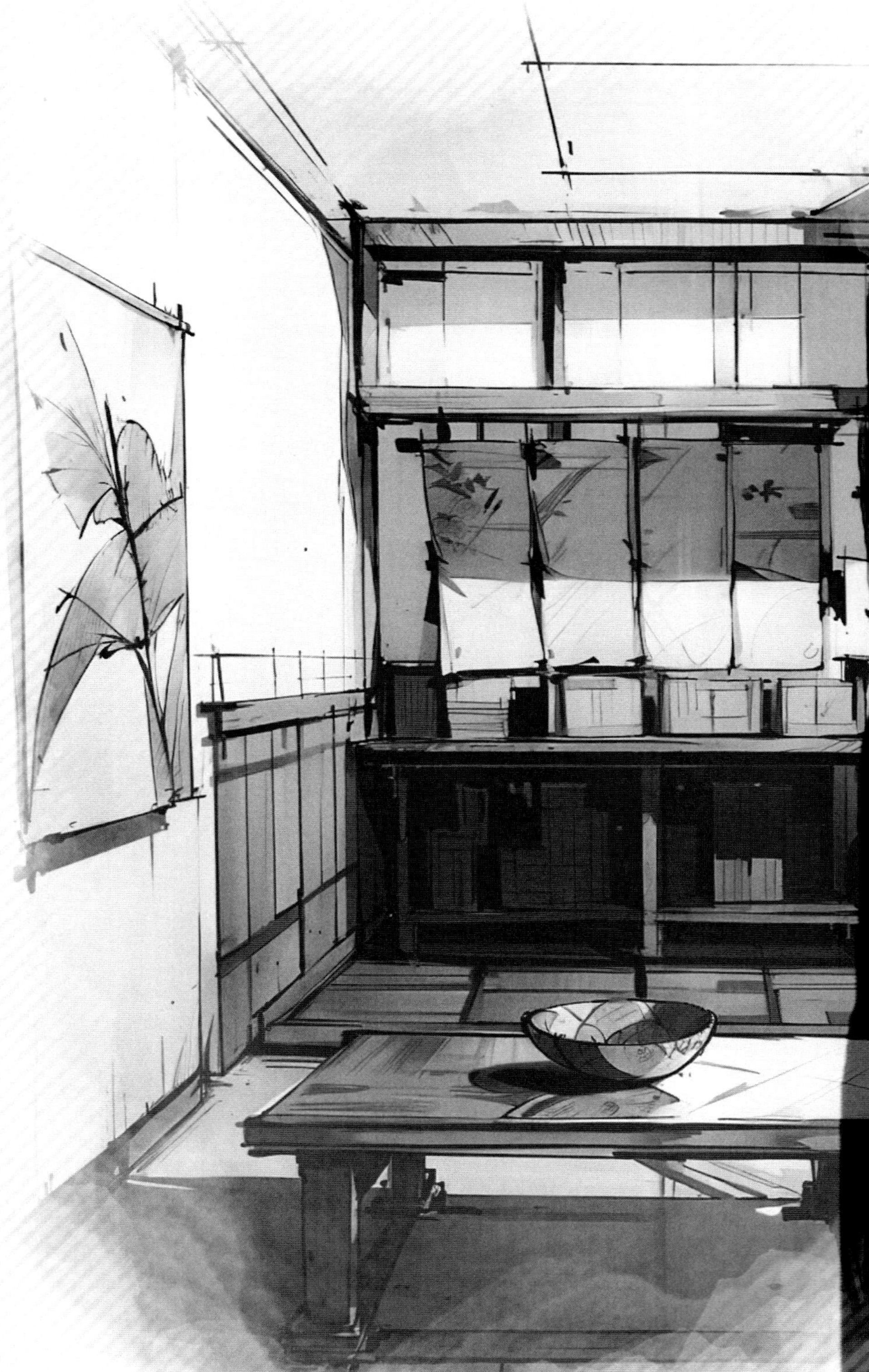

OS PRINCIPAIS ESTILOS DA ACUPUNTURA JAPONESA

Wachi Sugiyama - A invenção do mandril

Uma das características principais da acupuntura japonesa foi o seu desenvolvimento através dos deficientes visuais, dentre eles, o mais famoso, Wachi Sugiyama, que criou e desenvolveu o uso da canaleta, mandril ou *shinkan* (japonês); o tubo guia por onde agulha passa e penetra a pele indolormente. Sua invenção, literalmente, revolucionou a prática da acupuntura no Japão e no mundo, possibilitando o desenvolvimento de agulhas mais finas e técnicas indolores de inserção.

Sugiyama nasceu em 1610, em uma família de samurais, no período Edo, era deficiente visual, perdendo sua visão ainda criança, o que o impossibilitou de seguir a tradição familiar e torna-se um samurai. Restou escolher entre uma das profissões vigentes na época, destinadas aos deficientes visuais, como: praticante de anma (massagem tradicional japonesa) ou acupunturista, optou pela acupuntura. Aos 18 anos, deixou a casa dos seus pais em Kyoto e seguiu rumo à região de Edo, atual Tóquio, em busca do seu primeiro mestre, um acupunturista dotado de visão chamado Takuichi Yamase. Depois de cinco anos dedicados ao estudo da acupuntura com o mestre Yamase, foi desencorajado a continuar a sua trajetória como acupunturista, pois Sugiyama não conseguia dominar as técnicas de agulhamento indolor. Decepcionado,

Sugiyama retornou para sua cidade e, no caminho, desmaiou de exaustão numa cidade onde existia um famoso médico, que também havia sido tutor de Takuichi Yamase, após recuperar-se da fadiga e da exaustão, Wachi Sugiyama teve uma nova chance, tornar-se discípulo de outro mestre. Apesar de sua progressão na acupuntura, ele ainda não era bom o suficiente para realizar os agulhamentos tradicionais da época indolormente. Inconformado, resolveu sair em busca de resposta, seguindo em direção a Enoshima, uma ilha próxima à região de Edo, para um santuário dedicado a deusa Benzaiten, equivalente à deusa hindu Sarasvati, deusa da sabedoria. Lá ele orou e jejuou por três semanas em uma caverna. Segundo consta, após sair da caverna, tropeçou em uma pedra e ao cair teve sua perna perfurada por um espinho de pinheiro. Ao retirá-lo da sua perna, percebeu que o espinho havia saído de um junco de bambu! Então, teve uma súbita inspiração, utilizar-se de um pequeno tubo de bambu para conduzir as agulhas de acupuntura, visando realizar um agulhamento indolor.

Ao retornar, ele começou a realizar o agulhamento usando um pequeno tubo de bambu, para inserir as agulhas na pele. O tubo ficou conhecido por *shinkan*, e sua invenção possibilitou o desenvolvimento de agulhas mais finas, que até então eram impensadas, devida a forma de inserção tradicional da época, na qual as agulhas de calibre mais fino eram mais suscetíveis de quebra ou entortamento, apenas por sua descoberta possibilitou-se tal inovação.

O invento de Suguiyama fez dele um renomado acupunturista, especialmente após ser convocado para tratar o shogun da época: Tsunayoshi Tokugawa (1646 – 1709) que sofria com uma doença grave. Após obter a cura do shogun, concederam-lhe o título de médico pessoal, além de terras para criação da primeira escola para acupunturistas cegos. Durante toda a sua vida, Wachi dedicou-se a disseminar a acupuntura para cegos no Japão, criando quarenta e cinco escolas especializadas para deficientes visuais. Desenvolveu um estilo próprio de acupuntura e, ao falecer, com 80 anos, deixou um grande legado para a acupuntura japonesa.

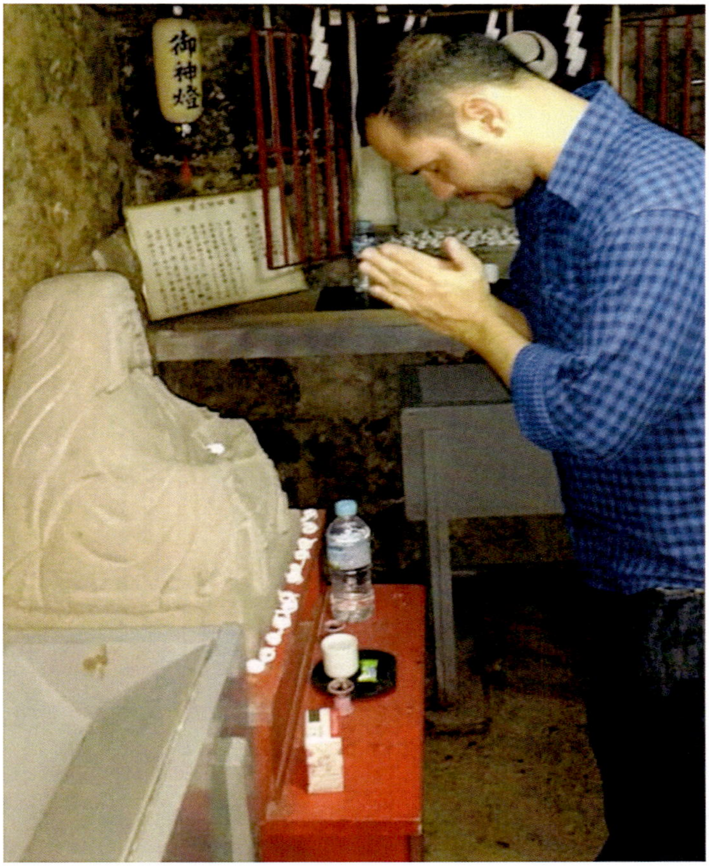

Sensei Valério visitando a caverna de Sugiyama

Em uma das minhas viagens para o Japão, intitulada "O Espírito do Japão", mesmo nome do presente livro, levei alguns dos alunos para conhecer o santuário dedicado a Wachi Sugiyama, foi uma experiência muito marcante; pois é possível visitar e rezar na caverna onde ele próprio passou pela experiência de inspiração da descoberta do mandril. Na mesma área, também se encontra o templo xintoísta onde se realizam cerimônias, cursos e workshops, na ocasião tivemos a oportunidade de participar de um curso de moxaterapia voltado para divulgação e disseminação da moxa África, que aconteceu no templo. Nosso grupo teve uma experiência muito especial, pois na mesma área onde está a caverna, encontra-se também a escola e o Museu de Sugiyama, onde é possível participar de tratamentos com acupuntura e massagem, tivemos a oportunidade receber tratamentos com deficientes visuais e foi uma experiência incrível, perceber a sensibilidade, precisão e destreza desses mestres na realização das técnicas de acupuntura e massoterapia. Em particular, tive a honra de receber o tratamento de um grande mestre, deficiente visual, o sensei Yoshida, que pratica uma forma já aperfeiçoada e própria de terapia de meridiano, foi muito interessante perceber como o mestre, com 50 anos de experiência clínica, trabalha. A sensação que tive era que a ausência do sentido da visão não o prejudicava, particularmente pela forma como se movimentava ao redor da maca, tocava meu corpo e executava as técnicas de uma maneira muito superior àqueles dotados de visão. Foi uma experiência incrível receber um tratamento de um mestre cego e perceber que nesse aspecto eles estão anos-luz à frente de nós, principalmente, no que tange a percepção e sensibilidade tátil. Tanto suas mãos, quanto as agulhas eram uma extensão da si e uma forma de percepção interior, ao passo que ele realizava o tratamento, eu ficava impressionado com sua movimentação. A sensação que ele me imprimiu era que ele estava vendo exatamente onde estavam as agulhas, o mandril e o lixo de descarte ao lado da maca. Sua percepção durante a pulsologia, localização dos pontos, nos quais executava as técnicas e sua forma completamente indolor de realizar o tratamento; produziram uma sensação mágica de relaxamento e bem-estar em todo meu organismo, à medida que sentia meu corpo amolecer na maca, próximo ao final da sessão, senti minha força vital crescer e a mente clarear.

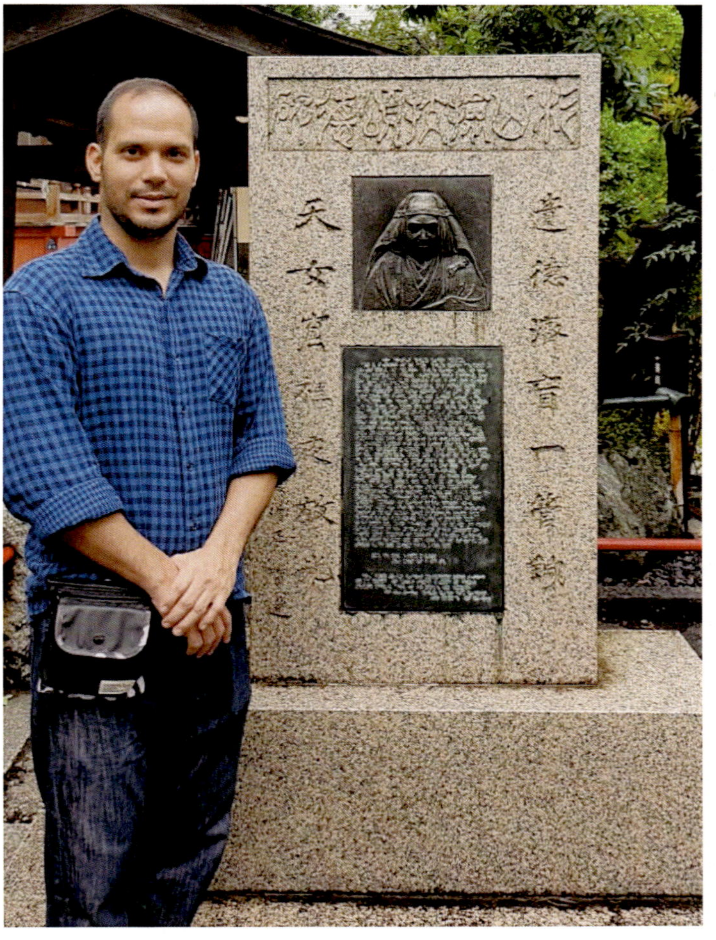

Templo de Sugiyama

Mubun Dashin - Diagnóstico e tratamento pelo Hara

O método de *dashin*, que pode ser traduzido por percutir ou bater na agulha, é considerado um método legitimamente japonês, creditado a Mubun Sai ou Mubun Kou, monge budista que desenvolveu esse estilo próprio de acupuntura.

Quando sua mãe ficou gravemente doente, ele a tratou com o método de *hinehibari*, estilo que aprendeu por meio de um famoso acupunturista, contudo apesar de tratá-la todos os dias de manhã e à noite, ela não apresentava melhoras em sua grave condição. Diante da situação, posto que era monge, ele meditou e resolveu testar outras formas de tratamento, até desenvolver um método que chamou de *uchibari*. Ele realizou a técnica exclusivamente na região do abdômen, sentiu uma grande resposta a partir dessa técnica e o estado de sua mãe melhorou, curando-se completamente. Para confirmar a eficácia da técnica, ele a executou em outras pessoas, comprovando que de cada dez pessoas tratadas, nove se curavam.

Segundo o sensei Katsumi Ishihara, a técnica foi derivada da agulha *enrishin,* uma das nove agulhas descritas no Ling Shu. O *dashin* é usado para quebrar estagnação de *ki* e sangue, remover o *jaki*, drenar o *doku* e harmonizar os órgãos *zang fu*, melhorando o processo de homeostase e autocura. Trata as doenças através das batidas de um pequeno martelo (*kozuchi*) sobre a agulha (*uchibari*). O *dashin* utiliza basicamente o diagnóstico e tratamento na região abdominal, em zonas reflexas, mapeadas em todo abdômen. Essa técnica foi difundida por Misono Isai (Aka Misono Joshin), um médico que trabalhou para o Imperador Ogimachi e para o Imperador Go- Yozei, (1557 – 1616), Isai é considerado o médico que reviveu e popularizou a técnica *dashin* no Japão.

Por muito tempo o método foi considerado secreto, graças a mestres como: Katsumi Ishihara sensei (presidente da Associação Kyushinkai) e Renpu Fujimoto sensei (fundador da associação Hokushinkai), particularmente este último, readaptou o estilo *dashin* para os tempos modernos.

O Sensei Fujimoto faz parte da 14° geração de mestres de medicina oriental, praticantes de fitoterapia chinesa, acupuntura e moxabustão, em 1979 ele fundou a *Hokushinkai* com a proposta de resgatar a saúde do corpo e da mente das pessoas através da medicina oriental; tendo como princípio "da prática a teoria", adaptando a teoria dos clássicos à prática clínica. As características da acupuntura e moxabustão praticadas e ensinadas na Hokushinkai são baseadas na teoria da medicina chinesa moderna, com ênfase na ciência da medicina tradicional japonesa, especialmente os métodos e técnicas praticados antes do período Edo. Tendo como agulhas principais a *goushin* (agulha fina), *dashin* (agulha suprema) e *Kodashin* (agulha antiga). O estilo de *dashin* foi o método pelo qual o sensei Fujimoto ficou conhecido no Japão e no mundo. Conheci o mestre Fujimoto no Congresso internacional da WFAS, em Tsukuba em 2018, em uma situação mais que inusitada! Antes mesmo de viajar para o Japão havia estudado o método de *dashin* com o sensei Cunha, ele sempre se referia com grande admiração ao mestre Fujimoto e, em seu livro, intitulado: "Introdução ao Mubun Dashin Jyutsu", uma de suas melhores obras, ele descrevia, quase que integralmente, o método de *dashin* da escola *Hokushinkai*, assim como a moxabustão japonesa, o *dashin* era um dos seus métodos preferidos de tratamento. Quando surgiu a oportunidade de ir ao congresso, pensei que não poderia voltar de lá sem conhecer pessoalmente o sensei Fujimoto. Projetei tão firmemente que aconteceu, estava com um grupo de japoneses, dirigindo-me a uma das conferências mais aguardadas do evento, era uma palestra de demonstração prática, ministrada pelo mestre Fujimoto, apresentada no estilo japonês, onde o sensei demonstra ao vivo, o seu estilo de tratamento. Estávamos atrasados para a conferência e, ao chegar no auditório, havia mais de 600 pessoas, muitas em pé e outras no chão; acabamos por sentar-mo-nos no chão e, logo no início, o sensei Renpu alterou o roteiro e convidou alguém da plateia para receber tratamento, meus colegas japoneses sabiam da minha admiração por ele e, praticamente, me empurraram para o palco, na verdade, não sabia direito o que estava acontecendo, mas fui! Ao chegar próximo à maca, na frente do palco, a assistente perguntou meu nome, país de origem e se tinha algum desconforto, eu estava com uma dor lombar que me incomodava ao longo da viagem. O mestre me perguntou em qual movimento doía mais, realizei o movimento, ele pediu que deitasse na maca. Pegou meu pulso, tocou de forma muito suave no meu abdômen, retirou um pequeno martelo e uma agulha grossa com ponta rombuda, localizou a área que deveria ser tratada e executou somente uma ou duas batidas na agulha, reavaliou-me e deu como finalizado o tratamento! Pensei o quão rápida fora a experiência, ele parecia não ter feito nada. Levantei da maca e executei novamente o movimento e, para minha surpresa, agora estava bem mais fácil de ser realizado e percebi uma melhora de aproximadamente 80%, fiquei realmente surpreso, me despedi dele. No outro dia, após uma das conferências encontrei-o em companhia de sua assistente, fui cumprimentá-lo e ele logo quis saber como eu estava, disse haver melhorado 100% após o tratamento, ele ficou muito contente e, ao saber que após o congresso, eu iria viajar para cidade onde ficava a sede da escola Hokushinkai, me convidou a participar como estagiário no *kanshoin*, uma espécie de ambulatório na clínica da escola.

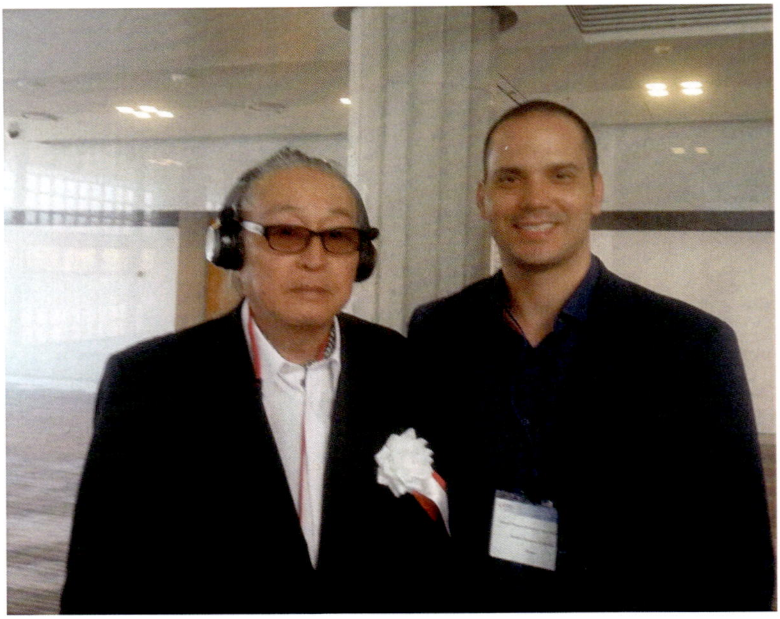

Com o sensei Fujimoto, congresso da WFAS em Tsukuba, Japão(2016)

O sensei Renpu atende cerca de 40 a 50 pacientes por dia, os atendimentos são feitos em 13 cabines, uma do lado da outra, com o espaço somente da maca, onde um terapeuta se move apenas em um dos lados. Ele executa sozinho todo o atendimento, os alunos e assistentes acompanham para aprender e auxiliam no preenchimento do prontuário de cada paciente e no controle do tempo. Após nosso primeiro contato em 2016, o reencontrei em 2018 com um grupo de alunos, onde estudamos a fundo o método de *dashin*, sempre que volto ao Japão, participo dos estágios e cursos na *Hokushinkai*, mantendo um estreito contato com o Mestre Renpu e com seu filho, Shinpo Fujimoto, atual presidente da instituição.

Akabane Hinaishin e *Kyutoshin*

Kobei Akabane foi o mestre responsável por desenvolver e criar, entre 1940 a 1950, as agulhas intradérmicas, conhecidas por *hinaishin*, para auxiliar um dos seus pacientes que sofria de diabete. As agulhas *hinaishin* possuem cerca de 5 mm de comprimento e de 0,16 mm a 0,2 mm de diâmetro, o cabo da agulha possui a forma da cabeça de dragão, com cerca de 2 mm de comprimento.

Elas são fixadas na pele, entre 1 e 2 milímetros aproximadamente, indolormente, pois caso o acupunturista produza dor ao inseri-la, o resultado não será satisfatório. Ela pode ser fixada de forma subcutânea, por meio de uma pinça, com o formato de bico de pato, coberta com pequenos pedaços de esparadrapos ou fita microporosa, de preferência da cor da pele; estas agulhas poderão permanecer até 5 dias na pele, como uma forma de tratamento para casa, sendo fixadas em pontos que ainda persistem resíduos de dor, especialmente após a aplicação do método de *kyutoshin*. Em minha experiência clínica, a combinação das duas técnicas mostra-se um dos melhores recursos terapêuticos da acupuntura japonesa no tratamento de dores crônicas, sobretudo quando o paciente apresenta um estado de deficiência energética.

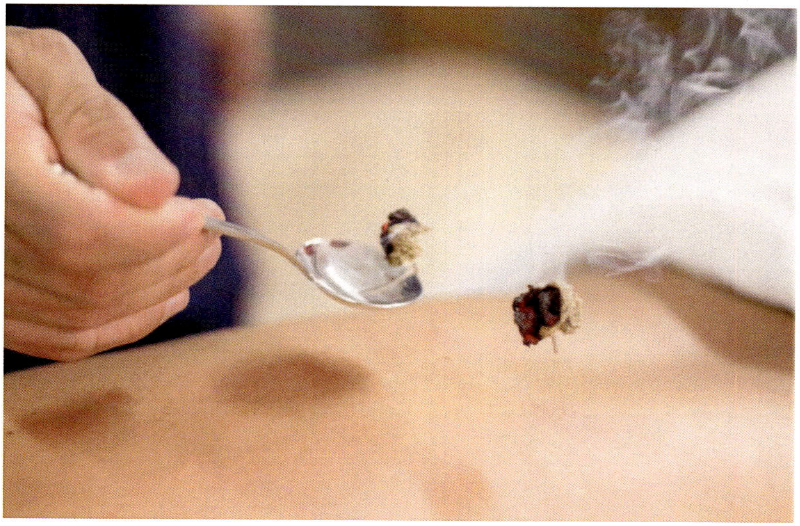

Kyutoshin

Kyutoshin pode ser traduzido por Kyu = moxa, Shin = Agulha e To = ponta ou extremidade, o método consiste em fixar sobre o cabo da agulha uma bola feita de moxa verde e queimá-la, produzindo uma forma de calor indireto na pele, tanto a partir da indução do calor pelo corpo da agulha, quanto à distância, pela emissão do calor da moxa. Fixada sobre o cabo da agulha, é considerada uma técnica de moxa indireta, pois a moxa não toca a pele do paciente. É uma das minhas técnicas favoritas para tratar ombro congelado (capsulite adesiva), dores lombares, ciatalgia e paralisia facial.

Utilizo, inicialmente, o *kyutoshin* e completo o tratamento com as agulhas intradérmicas, o efeito é incrível.

Certa vez, recebi uma paciente em meu consultório que sofria com o ombro congelado (capsulite adesiva), ela sentia muita dor, não conseguia sequer tomar banho em razão da impossibilidade de movimentar o braço, vez que a dor era intensa. Após receber a técnica de *kyutoshin,* ela voltou no outro dia para a segunda sessão, de banho tomado e muito melhor.

Keiraku Chiryo - O Retorno aos clássicos

A acupuntura clássica japonesa, também conhecida por *keiraku chiryo* ou terapia de meridiano, é considerada um dos principais estilos praticados dentro e fora do Japão.

Keiraku significa "meridiano" e *chiryo* significa "tratamento ou terapia". A terapia de meridiano faz parte da acupuntura clássica japonesa, e é um dos principais estilos que ensino em meus cursos e formações. Posso dizer que nela está fincada as bases de todo o meu trabalho com acupuntura, principalmente no que diz respeito ao que conhecemos por tratamento raiz, tratamento da causa, da origem, de todos os desequilíbrios e patologias do indivíduo.

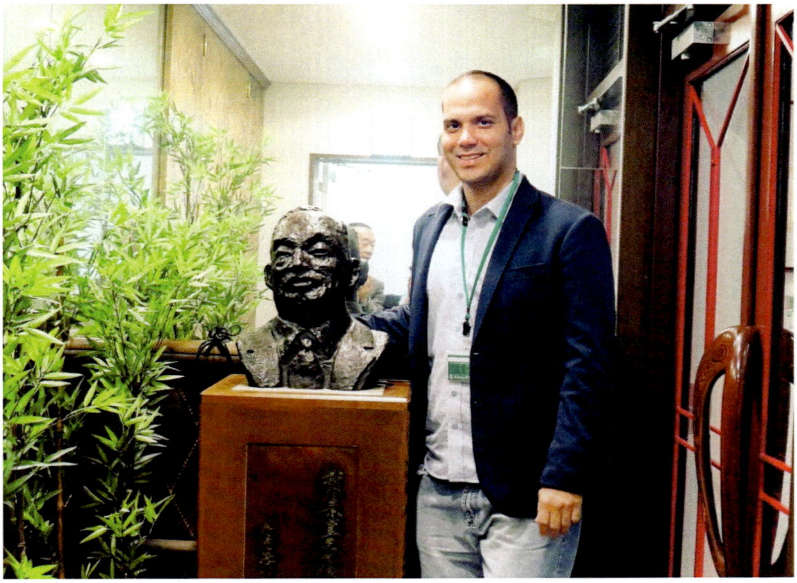

Sensei Valério Lima no museu dedicado a Yanagiya Sorei

Este sistema completo de tratamento surgiu perante uma necessidade iminente de desenvolvimento da acupuntura no Japão. Podemos dizer que é mais do que um sistema de tratamento, é um sistema revolucionário de pensamento disseminado no Japão. Esse movimento iniciou-se na década de 20, tendo como principal líder o jovem Yanagiya Sorei, filho de acupunturista, que iniciou cedo seus estudos na acupuntura, adquirindo ainda bem jovem seu *menkyo*, licença para praticar acupuntura, aos 17 anos. Em 1927, fundou sua própria escola de acupuntura que existe até os dias atuais no japão, com o nome de *Toyoshinkyu*, a qual tive a honra de conhecer e participar de um seminário proferido por um dos seus catedráticos, o sensei Oura Jinkan, em 2016.

Após graduar-se em filosofia oriental, Sorei passou a reunir partidários do seu projeto de pesquisa, direcionado para um estudo sistematizado dos clássicos, voltados exclusivamente para prática clínica.

O estudo consistia em colocar em prática as principais teorias dos clássicos, sobretudo as descritas no Nanjing, checar e avaliar o que realmente funcionava, esse movimento realizava contrapartida a acupuntura vigente da época, que focalizava todo seu trabalho nos pontos de dor e no local do sintoma. A terapia de meridiano advoga a busca pela causa motriz dos sintomas, identificando os desequilíbrios presentes nos meridianos, segundo os cinco elementos e seus ciclos de geração e controle.

Seu foco é descobrir os padrões de desequilíbrios presentes nos cinco elementos e tratá-los, segundo um passo a passo bem sistematizado, no total são 4 etapas.

Primeira etapa: identifica-se o padrão primário, composto por um par de meridianos que se apresentam em um estado de vazio e deficiência energética, presente no ciclo de geração (mãe e filho), em quatro principais padrões:

- Padrão Madeira — fígado e rins;
- Padrão Terra — baço e coração;
- Padrão Metal — pulmão e baço;
- Padrão Água — rins e pulmão.

Segunda etapa: identificar o padrão secundário, que pode se manifestar pelo excesso ou deficiência energética presente no ciclo de controle e dominação:

- Padrão Madeira: excesso ou deficiência de pulmão e baço;
- Padrão Terra: excesso ou deficiência de fígado e rins;
- Padrão Metal: excesso ou deficiência de fígado e coração;
- Padrão Água: excesso ou deficiência de baço e coração.

Terceira etapa: de uma maneira geral essa etapa é voltada para dispersão das vísceras que se apresentam em excesso, só ocorrerá suplementação quando se apresentar deficiência de *yang ki* nos meridianos de natureza yang.

Quarta etapa: é voltada para suplementação dos pontos *yuketsu*, pontos de assentimento localizados nas costas, na primeira linha do meridiano da bexiga. Seguindo o padrão primário inicial.

- Padrão Madeira: pontos B18 e B23;
- Padrão Terra: B20 e B 14 ou B15;
- Padrão Metal: B13 e B20;
- Padrão Água: B23 e B13;

A avaliação dos padrões era pautada na semiologia dos quatro exames: *bo Shin* (ver/observar), *bu shin* (Escutar/cheirar), *mon shin* (interrogar/perguntar) e *se shin* (palpar/tocar); desses exames um dos mais importantes é a palpação, especialmente a palpação do pulso nas seis posições, em última instância será ele que baterá o martelo quanto à identificação dos padrões de desequilíbrio, além de atuar como um termômetro para perceber todas as alterações energéticas ao longo do tratamento.

A partir da execução das quatro etapas, os praticantes da terapia de meridiano terão um passo a passo muito bem elaborado, onde é possível não só diagnosticar, mas tratar o indivíduo, desde a causa original da doença, até as sintomatologias apresentadas pelo paciente, por meio da consecução de um tratamento sutil e eficaz. Muitas destas técnicas, aplicadas e empregadas através da terapia de meridiano, deram origem a técnicas e métodos não invasivos, que serão apresentados a partir de agora; muitos destes métodos são executados somente com um *teishin,* uma das 9 agulhas do Ling Shu, ou com agulhas filiformes muito finas, sem ponta para inserção.

Uma das principais preocupações dos mestres da terapia de meridiano, foi desenvolver um método com uma base sólida, onde outros estilos pudessem se desenvolver em cima do alicerce criado por eles e foi justamente o que ocorreu. Com base na terapia de meridiano se desenvolveram novos estilos de acupuntura de contato, dentro e fora do Japão, como o estilo da acupuntura do Leste Asiático (*Toyohari*), o método da *Tohokai*, o sistema *hari* de acupuntura e vários outros.

Toyohari - Acupuntura do Leste Asiático

O método da *Toyohari* ou acupuntura do Leste Asiático, nome dado para diferenciar esse estilo do praticado na China, está estruturado a partir das bases da Terapia de Meridiano, podemos considerá-lo uma evolução deste método.

A *Toyohari* foi desenvolvida e fundada em 1959, por Kodo Fukushima, profissional das Forças Armadas que, após sofrer um acidente e perder a visão, resolveu dedicar-se ao estudo da acupuntura. Após anos de estudo e prática, aprimorou e desenvolveu um método fundamentalmente não invasivo, onde os deficientes visuais poderiam praticar e perceber coisas que os dotados do sentido da visão, às vezes não conseguem perceber. Toda a didática desenvolvida neste estilo, permitiu que esse conhecimento pudesse ser ensinado, tanto para deficientes visuais, quanto para os que não o são.

Os mestres cegos da *Toyohari* conseguem, somente através da pulsologia, perceber se o praticante ou aluno, está buscando tocar um ponto, está no ponto certo, está com uma pressão muito forte ou com a postura tensa. Mesmo sem enxergar, os professores seniores conseguem dar inúmeros feedback de correção aos estudantes, somente ao avaliar o pulso, durante uma prática clínica do aluno.

O estilo da *Toyohari* é completo e utiliza essencialmente agulhas filiformes (com ou sem inserção), *teishin* (principalmente do estilo kozato de cobre, prata ou ouro), moxabustão direta (preferencialmente) e vários instrumentos de agulha de contato sem inserção.

Estilo Tohokai

O método da *Tohokai* foi criado e desenvolvido por Fumie Ono, após seu primeiro contato, em 1935, com o líder da *Keiraku Chiryo*, Yanagiya Sorei. Ao praticar, se desenvolver e aprofundar nesse conhecimento durante anos, Ono sensei desenvolveu e criou seu próprio estilo e, em 1979, fundou a *Tohokai* (Associação de Medicina Oriental e Pesquisa Clínica em Acupuntura e Moxabustão).

Este método é fruto de mais de 50 anos de prática clínica de seu fundador, a base do trabalho é focalizado nas técnicas de agulha de contato, método sem inserção, no qual se visa capturar e reajustar o *qi* do paciente. Além das técnicas de agulha de contato, existem um total 26 técnicas utilizadas consoante a necessidade de cada paciente.

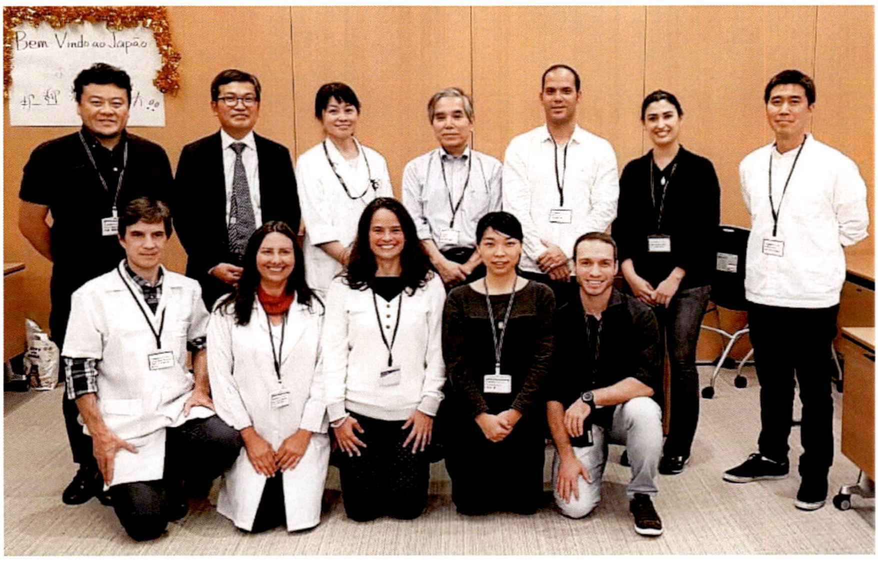

Universidade de Kanazawa com os senseis japoneses: Kengo Nakata, Massaki Tsuda, Keiko Ogawa, Shuichi Katai, Alberto Ouchi.

Meu primeiro contato com este estilo de acupuntura se deu em 2018, em nossa viagem de intercâmbio, cultural e educacional ao Japão, onde estive com um grupo de alunos brasileiros participando de um seminário de dois dias, no hospital da Universidade de Kanazawa. Este evento foi organizado pelo sensei Kengo Nakata, diretor para assuntos internacionais da Jtams (Sociedade Japonesa de Acupuntura Tradicional e Moxabustão). Ministraram o treinamento dois grandes mestres da *Tohokai*, o sensei Masaki Tsuda, presidente da Mukeido Acupuntura e Moxabustão, um dos principais professores deste estilo no Japão; conjuntamente a sensei Keiko Ogawa, professora clínica do departamento tradicional japonês de *kampo* e medicina convencional do Hospital Universitário de Kanazawa. Estávamos numa típica manhã de outono japonesa, ao chegarmos na cidade de Kanazawa, Japão, uma das maiores da região. Ao adentrarmos na Universidade fomos recebidos pela Dra. Ogawa, que nos levou para conhecer as instalações da instituição e do hospital especializado em reabilitação, através da combinação da medicina convencional e medicina oriental. Em seguida fomos apresentados a um grupo de estudantes chineses, que também estavam ali para aprender o estilo tradicional da *Tohokai*. Para nossa surpresa esse grupo contava com aproximadamente dez chineses que tinham total fluência no idioma japonês, de fato eles haviam deixando as diferenças entre China e Japão de lado, estavam desejosos para aprender o estilo puramente japonês de acupuntura. O fato mostrou-me que estávamos no caminho correto, pois, se os chineses, que criaram a acupuntura há mais de 2.500 anos, estavam se curvando aos ensinamentos da acupuntura japonesa; dando-se ao trabalho, inclusive, de estudar o japonês, para assim melhor assimilar o conhecimento, a minha tese que a acupuntura japonesa ainda será a mais praticada no mundo estava correta!

O seminário foi incrível e tanto nós, brasileiros, como os chineses, recebemos um conhecimento profundo a respeito das técnicas de agulha de contato, direto dos mestres da *Tohokai*. Ao final do treinamento, como é de praxe, fomos todos para um restaurante, japoneses, brasileiros e chineses, para comemorarmos: *kampai*. Naquele momento éramos somente um grupo de acupunturistas, sem divisões territoriais, culturais e políticas, tivemos uma grata experiência.

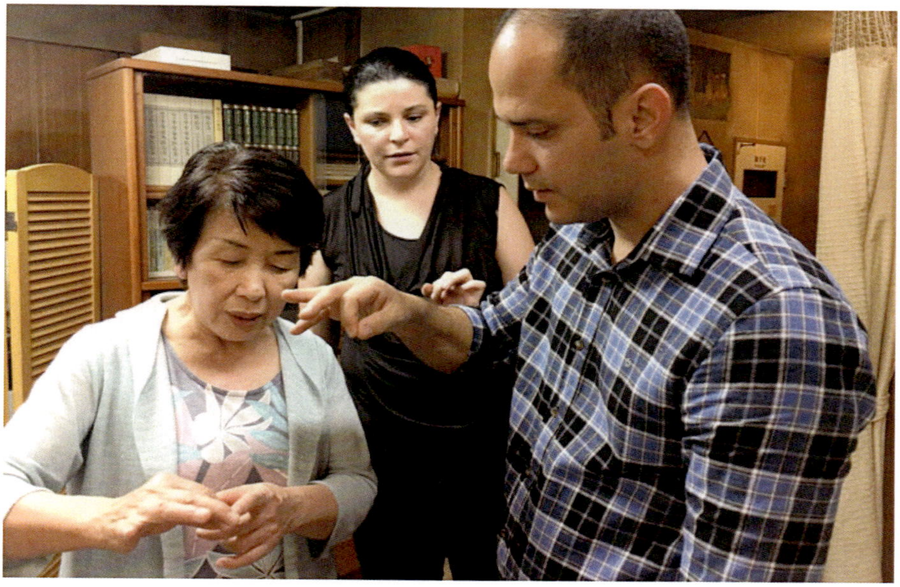

Sensei Valério recebendo as orientações de Ono sensei

Em 2019, voltei ao Japão para participar do meu segundo ano de treinamento yamabushi e dar continuidade aos meus estudos nos estilos não invasivos da acupuntura japonesa; foi neste ano que conheci a sensei Hiroko Ono, filha do fundador da *Tohokai* e diretora da divisão de relações-públicas da sociedade japonesa de acupuntura tradicional e moxabustão. A sensei Hiroko Ono é uma senhora muito simples, mas possui conhecimentos profundos e com um coração generoso para transmitir toda sua experiência. Ao final do treinamento, fui aceito para integrar o quadro de membros da Jtams, sendo o primeiro gaijin a integrar este grupo, assumindo assim uma responsabilidade maior em minha missão de disseminar a acupuntura tradicional japonesa no Brasil e no mundo.

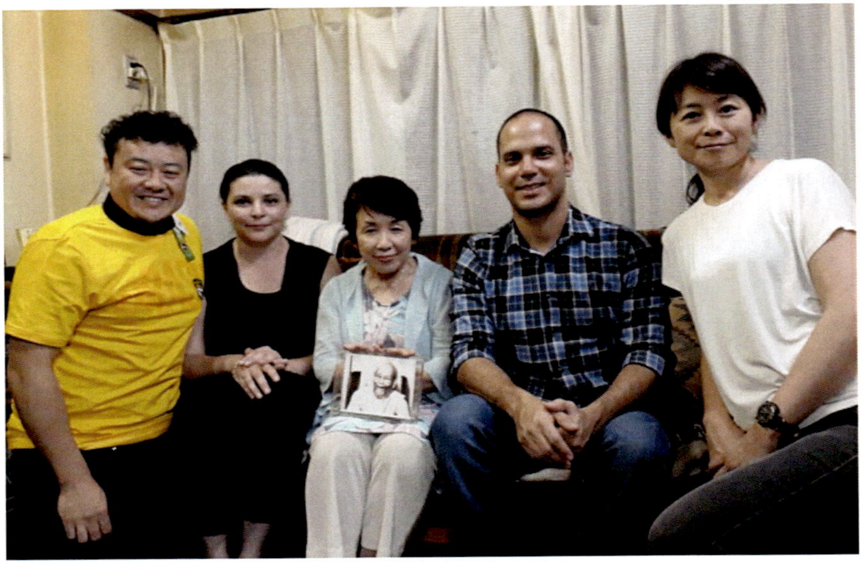

Nakata sensei, Karina ferreira, Ono sensei, Valério Lima, Ogawa sensei

Método Hari- Retorno Espiritual da Acupuntura

O sistema *hari* de acupuntura foi desenvolvido pelo mestre Koei Kuwahara, combinando a acupuntura clássica japonesa (terapia de meridiano e *Toyohari*) com as técnicas tradicionais de transmissão de *ki*, praticadas no Japão e conhecidas por *kikou;* uma variação do *chikung* chinês, além da utilização dos fundamentos teóricos dos clássicos japoneses, *Koji-ki* e *Nihon-Shoki*, baseados na utilização dos *kotodamas. Koto* significa palavra, *dama*, força ou poder, sendo traduzido por força ou poder espiritual das palavras, algo similar aos mantras indianos.

O estilo *hari* é o que a podemos chamar de "retorno ao aspecto espiritual da acupuntura", pois, com este método, é possível atuar não só na parte física, energética e emocional, bem como, no campo sutil e espiritual do ser humano, através do uso dos *kotodamas*.

Antes de desenvolver este sistema, o sensei Kuwahara, estudou com grandes mestres do Japão como os senseis Masamichi Shimada (*Kototama*), Tetsuo Shiomi, Masakazu Ikeda, Denmei Shudo (*keiraku chiryo*), Kunsei Kudo (*shiraku*), Masanori Tanioka (*shonihari*) e Masato Nakagawa (*shinkiko*). Contudo, um dos seus principais mestres foi Kodo Fukushima, criador da *Toyohari*, com quem esteve na condição de tutelado por 15 anos. Além de mais de 40 anos de prática marcial do *aikidô* e *Iaido*, que refinaram toda a base corporal desse estilo. Devido a todas essas influências, o sistema desenvolvido pelo sensei Kuwahara, caracteriza-se por técnicas energéticas e abrangentes que usam toques superficiais, sobretudo com o uso de agulhas muito finas, que possuem a ponta levemente abaulada, que não são inseridas na pele; bem como o uso de um pequeno teishin de prata no formato *kozato*, também emprega técnicas comuns como a acupuntura e a moxaterapia japonesa. Alia-se às técnicas de tratamento a um diagnóstico abdominal próprio e a pulsologia clássica das seis posições, focada no sistema de padrões, descritos na terapia de meridiano, associados a uma sensibilidade táctil energética sentida através das mãos, desenvolvida a partir de práticas meditativas.

Em 2013 tive meu primeiro contato com a técnica, soube, através do sensei Cunha, de uma oportunidade única de estudar com uma mestre japonês que viria a primeira vez ao Brasil, ele vivia em Boston nos EUA, era o sensei Kuwahara. Ele viria ministrar uma formação do seu método em um curso intensivo, com mais de 108 horas de estudo e prática, em encontros de quatro dias, ao longo de um ano. Após concluir esta formação, minha forma de fazer acupuntura modificou-se completamente, tanto em sutileza, quanto em sensibilidade energética e sensitiva, além de me mostrar a possibilidade de tratar o indivíduo desde o campo físico até o espiritual. Foi uma experiência que transformou a minha mente e visão a respeito do exercício de acupuntura, abrindo a minha consciência e percepção para o tratamento em um nível mais profundo; particularmente, após as minhas viagens ao Japão, quando pude ver grandes mestres septuagenários tratarem os corpos sutis e espirituais, como o sensei Renpu Fujimoto e Katsumi Ishihara. Todo esse conhecimento, vivência, estudo, experiências e muita prática culminaram no desenvolvimento de um estilo próprio o qual denominei de Acupuntura Vibracional, tema para outro livro.

Estilo Nagano - A Ponte Entre Oriente e Ocidente

Kiyoshi Nagano foi um famoso acupunturista e fisioterapeuta japonês (deficiente visual), formado na Escola para Deficientes Visuais de Oita — Japão (1957).

Nagano deixou um vasto legado para o Japão e para o mundo, graças ao seu pragmatismo, perspicácia e dedicação integral à acupuntura e ao sacerdócio da cura. Inconformado com a limitação da medicina e da fisioterapia praticada na época, resolveu estudar a medicina oriental, sobretudo a acupuntura. Ao beber das duas fontes, medicina oriental e ocidental, teve em vista aproveitar e associar o que as duas poderiam oferecer de melhor, combinando as bases científicas da medicina ocidental, especialmente a teoria do estresse (Hans Selye), com o milenar conceito de *ki* da medicina oriental, criando uma ponte de mão dupla e de tráfego constante entre ambas. Para tanto, ele recorreu a conceitos e terminologias puramente ocidentais como sistema nervoso autônomo, sistema imunológico, hormonal, desintoxicação hepática, dentre outros, associados a sua visão sistêmica, presente em anos de prática clínica da medicina oriental para sistematizar seu método pautado em sua experiência pessoal. Nagano dedicou-se por trinta anos a catalogar trezentos mil casos de tratamentos, das mais variadas enfermidades, utilizando-se tanto de exames de avaliação da medicina oriental, preferencialmente a pulsologia e o diagnóstico abdominal, bem como de exames médicos convencionais. Em casos mais complexos, solicitava a opinião de especialistas da medicina como: cirurgião, ortopedista, dermatologista, cardiologista, etc. Utilizava-se de exames mais detalhados para classificar os desequilíbrios da energia vital, associando com desequilíbrios conceituados na medicina ocidental, para tal empregava fichas de anamnese detalhadas, tomando nota do histórico patológico do paciente, etiologia da doença, até mesmo a tipologia do paciente e o ambiente onde vivia, procurando assim unir sempre as duas visões. Embora lançasse mão de exames convencionais da medicina ocidental, era um constante defensor do exame da pulsologia e um exímio avaliador através deste método, em seu diagnóstico pelo pulso, eram distinguidos o total de vinte e dois pulsos. Como sabemos, o exame pelo pulso é considerado o método mais tradicional da medicina oriental, no Japão não diferia, pelo fato de ser deficiente visual, Nagano afirma que os cegos tinham algumas desvantagens em relação aos acupunturista dotados de visão, contudo no que diz respeito a pulsologia, os deficientes visuais levavam um grande vantagem, por possuírem toda sua sensibilidade aguçada no tato e nas imagens mentais criadas para suprir a falta de visão. Em suas inúmeras palestras pelo seu país, ele percebeu que somente 5% dos acupunturistas usavam o pulso em seus diagnósticos, ele criticava afirmando: "ao omitir a pulsologia o acupunturista não pode experimentar o verdadeiro valor da medicina oriental." Essa afirmação de Nagano se deve ao fato de os estilos de acupuntura praticados no Japão, prezarem pelo feedback, ou seja, após e durante o tratamento faz–se necessário a constante avaliação das alterações produzidas no ki e, consequentemente, no corpo, sendo o pulso e o abdômen os melhores termômetros para fazermos as devidas análises.

Em seu sistema de avaliações, Nagano deu grande importância à percepção da sensibilidade da dor através da pressão digital nos 'pontos fogo' dos 12 meridianos principais. Em sua terapêutica, fazem parte a inserção de agulhas, uso de pequenos cones de moxa, agulhas intradérmicas *hinaishin*, bem como o método de agulha aquecida com a moxa no cabo — *kyutoshin*.

Nagano reviveu os antigos conceitos da medicina oriental, no que diz respeito ao desenvolvimento das doenças como a deficiência do *ki* do estômago, sendo o tratamento do estômago, um importante recurso terapêutico em sua abordagem, bem como a avaliação e tratamento da estase sanguínea na região do *hara* (*oketsu*), associado a conceitos novos como a deficiência adrenal e desequilíbrios estruturais, influenciados pelas marcas de cicatrizes no corpo. Na visão de Nagano, essas criavam bloqueios no fluxo dos canais que interferiam diretamente no estado de saúde, assim como nas cadeias musculares e articulares, produzindo dores e desequilíbrios orgânicos, afetando também a parte hormonal e o sistema nervoso autônomo do indivíduo. Para facilitar o ensino, criou um conjunto de 11 categorias causadoras de doenças.

Em sua terapêutica, classificou os desequilíbrios em 11 categorias principais, sendo que, conforme os desequilíbrios presentes, o paciente poderia se enquadrar em duas ou mais categorias. Através de sua minuciosa avaliação, seria definida a ação terapêutica a partir de uma dessas classificações:

1. Deficiência do *ki* do estômago;
2. Desequilíbrio do sistema imunológico (amídala);
3. *Oketsu* na região abdominal, cervical e cerebral;
4. Traumatismo no parto e distorção umbilical;
5. Intoxicação sistêmica (alimentar ou medicamentosa);
6. Desequilíbrio do sistema nervoso autônomo;
7. Desequilíbrio da pressão arterial e frequência cardíaca;
8. Desequilíbrio hormonal;
9. Distúrbio provocado por cicatriz pós-cirúrgica;
10. Desequilíbrio estrutural;
11. Compressão vascular (cervical — artéria vertebral e inguinal).

Na atualidade, seu método é um dos mais praticados dentro e fora do Japão, especialmente por uma de suas alunas, a sensei Kiko Matsumoto, radicada nos Estados Unidos. Ela criou seu próprio método, a partir dos ensinamentos de Nagano e vem disseminando seu estilo na América do Norte, Europa e Brasil.

Shonishin - Acupuntura Pediátrica japonesa

Shonishin ou *Shonihari*, como é conhecido este estilo de acupuntura desenvolvido na região de Kansai, no Japão, é considerado um dos mais famosos métodos não invasivos da acupuntura japonesa.

Shoni significa "criança", *shin* significa "agulha".

Inicialmente, era um estilo destinado exclusivamente para crianças a partir de duas semanas de vida até 12 anos, contudo, atualmente, tanto adolescentes quanto idosos são beneficiados pelo tratamento, assim como qualquer pessoa que tenha medo das agulhas filiformes.

Diferente dos demais estilos da acupuntura japonesa que se originaram da acupuntura chinesa, o *shonihari* é considerado um método exclusivamente japonês. Apesar de sua procedência ou nascedouro serem controversos, existem descrições em um antigo livro escrito no período Kamakura (1275), conhecido por *Myogoki* que fala do método que estimulava a pele por meio de um instrumento conhecido por *Aibari*.

Em sua essência, o *shonishin* é fruto de uma necessidade premente, qual seja, o medo que as crianças possuem de agulhas filiformes da acupuntura. Buscando uma forma de solucionar o desafio, os acupunturistas da região de Kansai desenvolveram técnicas não invasivas. Documentos históricos de meados de 1763, descrevem que tais práticas eram realizadas por acupunturistas, residentes na vila de Nakano, município de Hirano, em Osaka.

Sendo assim, a cidade de Osaka, na região de Kansai, tornou-se famosa por ser o berço do *shonishin*, posteriormente, a técnica disseminou-se, fazendo-se popular em todo o Japão. Os praticantes da região referem-se ao estilo como *shonihari*, uma maneira de se distinguirem dos terapeutas de outras localidades.

No final do período Edo, em Osaka, surgiram famosas famílias especializadas em *shonihari*, dentre elas, a família Tanioka, que recebia em sua clínica mais de cem crianças diariamente, a fim de receber tratamento.

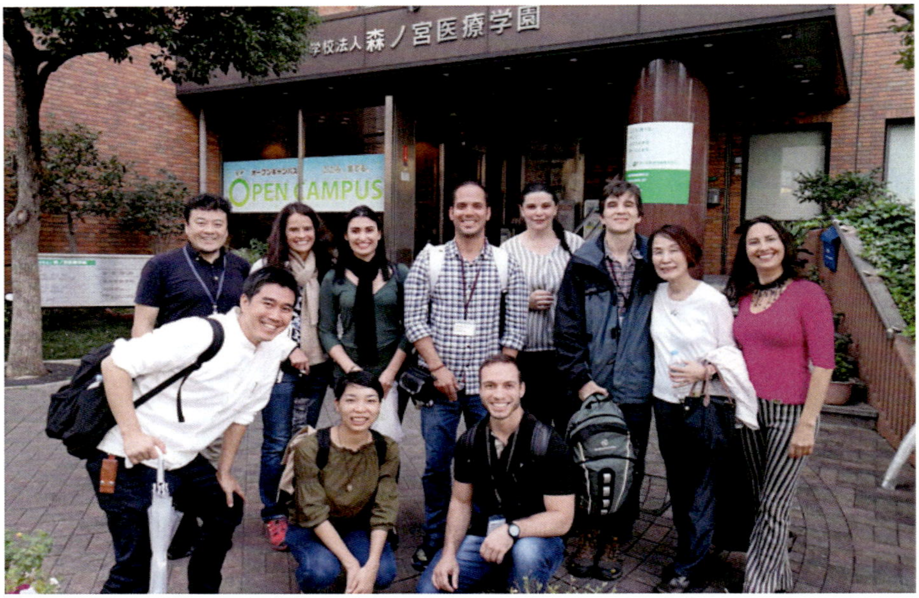

Escola de Morinomiya, Osaka, 2018

Em 2018, na viagem que dá o nome a essa obra, tivemos a honra de fazer uma formação mais do que especial em *shonihari*, organizada pela Shonihari Gakkai, em parceria com a Jtams. O curso aconteceu na sede da Morinomiya, uma das maiores escolas de acupuntura do Japão, localizada na cidade de Osaka. Nesta formação tivemos a honra de receber os preciosos ensinamentos da sensei Etsuko Inoue, minha mestra de *shonishin*, que além de repassar generosamente seus conhecimentos, foi a responsável por me abrir as portas do Japão.

Nossa conexão se deu após nosso segundo encontro, no outono de 2017, quando a visitei em sua clínica, em Osaka. Na ocasião, estava em companhia de minha aluna residente no Japão, Karina Ferreira e seu filho, que também é meu afilhado, Alexandre. A sensei Inoue demonstraria o uso de agulhas distintas, utilizadas em sua prática, tendo em vista que o estilo possui inúmeros instrumentos e as mais variadas agulhas e cada mestre recorre às ferramentas de sua preferência, tornando-se um especialista em determinadas agulhas. Algumas possuem o uso exclusivo para determinados pacientes, como no *roller baby*, normalmente empregados em bebês, em razão de produzir estímulos muito suaves. Na oportunidade, ela demonstrou o tratamento com esta agulha em meu afilhado, uma vez que ele era um bebê à época. Após a sua aula fui surpreendido, Inoue sensei me pediu que eu a tratasse. Não exitei, senti-me honrado com a solicitação, desconhecia que a oportunidade seria um divisor de águas na minha carreira profissional.

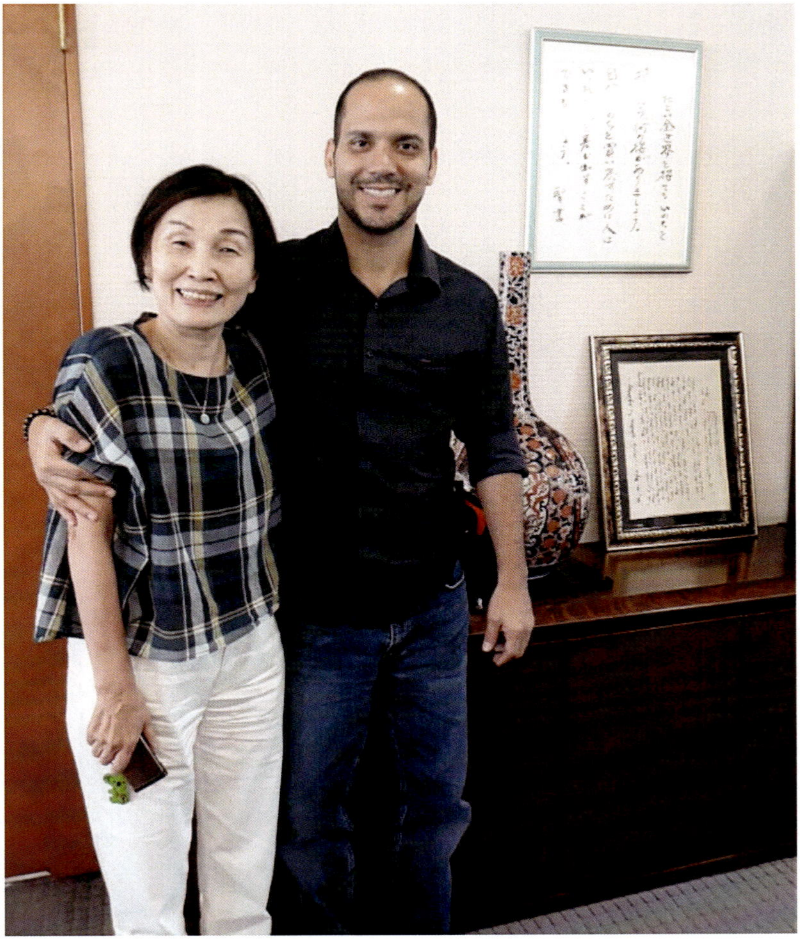

Com a Sensei Etsuko Inoue, em Morinomiya(Osaka)

Antes de realizar o procedimento, perguntei à sensei se ela possuía um *teishin* para que eu pudesse realizar a intervenção, ela me ofereceu um *teishin* de cobre. Comecei pela realização do diagnóstico, relatava o que eu estava percebendo de desequilíbrio em seu sistema energético e, posteriormente, efetuei o tratamento empregando o estilo de acupuntura da minha escola.

após à realização do tratamento, ela mencionou que havia passado, no dia anterior, por uma reunião muito tensa que lhe trouxe muito estresse e vários *kata koris* na região do trapézio. Seguidamente à sessão, ela disse que se sentiu revigorada e que os *kata koris* dissolveram-se, mas o que chamou mais a sua atenção foi quando toquei com o teishin no ponto *Kikai* (VC6), em seu abdômen, ela descreveu que sentiu algo completamente incomum, que ela jamais havia sentido nesses anos de acupuntura. Conforme descrito pela sensei Inoue, ao tocá-la no ponto citado, uma descarga de energia fluiu de seu abdômen, percorreu o meridiano do fígado até o hálux. Segundo ela, aquela sensação surpreendeu-a muitissimamente. Em seguida ao tratamento, senti que nossa conexão estreitou-se, posteriormente ela me apresentou ao diretor para assuntos internacionais da Jtams, o sensei Kengo Nakata, facilitando o surgimento da oportunidade de levar o primeiro grupo de alunos brasileiros ao Japão para estudos, em 2018. Nessa ocasião, estudamos com um representante da linhagem da família Tanioka, o mestre Masanori, um dos grandes nomes dessa tradição familiar.

Método de Manaka - Uma abordagem científica da acupuntura

Yoshio Manaka é o que podemos chamar de gênio, um homem que estava à frente do seu tempo, um "Leonardo Da Vinci" nipônico. Médico do exército japonês, ajudou muitos soldados feridos nas guerras, atuando com os seus métodos de acupuntura. Além de médico, era acupunturista, fitoterapeuta, poeta, pesquisador, escultor, pintor e escritor. Versado em várias línguas como chinês (clássico e moderno), japonês (língua materna), inglês, francês, alemão, e, ainda, noções de russo, coreano e sânscrito. Era uma dessas sumidades, um grande mestre! Manaka deixou muitas pesquisas comprobatórias da eficácia da acupuntura japonesa, no que tange a localização dos pontos, criou um novo mapa a respeito dos pontos *boketsu*, conhecidos por pontos de alarme ou pontos arautos, localizados na parte anterior do corpo.

Devido ao seu vasto conhecimento e experiência, Manaka transitou facilmente entre os conceitos das ciências ocidentais, quanto da medicina oriental, criando uma conexão muito sólida. Construiu um método próprio de tratamento e de diagnóstico, seu estilo é considerado um sistema completo de tratamento, combinando técnicas de agulha, moxa, *hinaishin*, *kyutoshin*, magnetoterapia, *sotai* (método de reeducação postural integral desenvolvido pelo neurocirurgião japonês Kenzo Hashimoto). Manaka foi responsável pela criação e desenvolvimento dos fios de *ion pumping*. Também conhecido por fios de Manaka, que realizam um tratamento, através do bombeamento iônico, transferindo a energia vital de uma lado para o outro do corpo, da frente para trás, de cima para baixo, de dentro para fora e vice-versa; através da passagem de corrente elétrica em um único sentido, realizado e direcionado por meio do diodo presente no fio. Preferencialmente, utilizamos o fio com ímãs na ponta, sendo uma ponta com a polaridade positiva e a outra com polaridade negativa, neste formato é possível realizar todo tratamento de forma rápida e sem a inserção de agulhas no corpo.

No escopo de tratamento desenvolvido por Manaka, além do bombeamento iônico está o tratamento dos vasos maravilhosos. Considerados os reservatórios de energia do corpo, são responsáveis por distribuírem a energia ancestral a partir de oito meridianos secundários; são acionados pela combinação de pontos específicos, formado por duplas de meridianos *yin,* ou dupla de meridianos *yang*, ativados por dois pontos de comando, é um dos tratamentos mais famosos do estilo Manaka.

Em minha experiência clínica e no corpo de técnicas da nossa escola, utilizamos com frequência o fio de *ion pumping*, sempre antes de realizar qualquer técnica da acupuntura ou de moxa, especialmente para regular a articulação temporomandibular, esse procedimento é fundamental, ao potencializar qualquer tratamento executado posteriormente. Ademais utilizamos também com frequência os fios para dissolver os *katakoris* (áreas tensas e endurecidas), presentes na região do trapézio e na área interescapular; o efeito é muito rápido e o resultado é incrível, basta fixar o polo de cor preta na área rígida, tensa ou dolorida e o polo vermelho em pontos yang da perna ou pé, de preferência nos pontos E36, VB34, VB40 ou B60. Ao executar esta técnica, descarregamos o excesso de energia acumulada na região superior, enviando-as para a região inferior, optando por utilizar meridianos diferentes, por exemplo, se a tensão está na área da vesícula, na região do trapézio, escolhemos descarregar a energia no E36 ou B60.

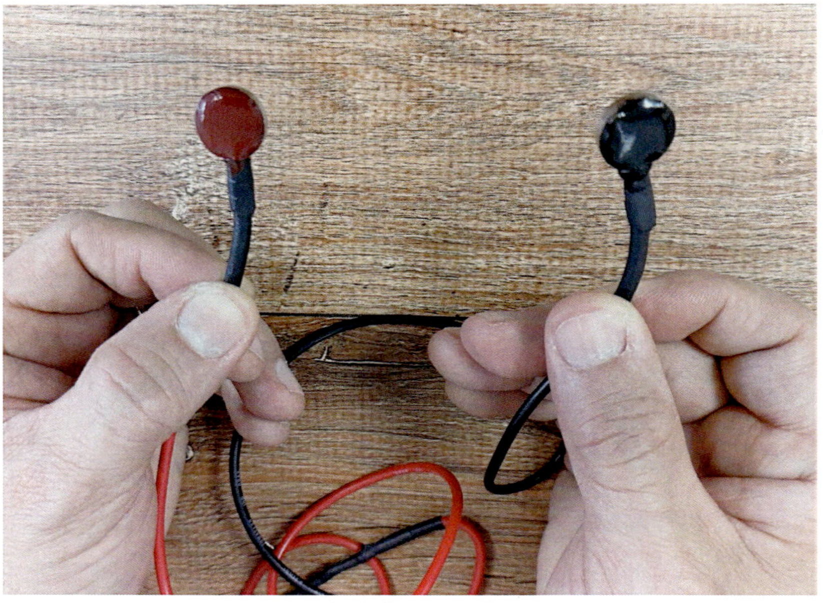

Fio de Ion pumping

Outro recurso terapêutico desenvolvido por Manaka, é a técnica do martelo de madeira que, guardada as devidas proporções, se assemelha ao método de dashin, que trata por meio do uso das vibrações emitidas a partir da batida do martelo na agulha. Na técnica desenvolvida por Manaka, as duas ferramentas são de madeira e suas batidas seguem a frequência energética dos meridianos afetados; para tratar, por exemplo, o meridiano do fígado, faz-se necessário executar as batidas seguindo a frequência e vibração específica desse meridiano, sendo acompanhada pelos sons do metrônomo.

Além de desenvolver várias formas de tratamento, este gênio da acupuntura contribui trazendo uma nova visão das teorias tradicionais da acupuntura e, ainda, promovendo, na medicina oriental, o modelo octaédrico presente nos vasos maravilhosos e a teoria do sistema do sinal X.

Método de Tadashi Irie e o Finger test

Tadashi Irie foi um famoso acupunturista, farmacêutico e fitoterapeuta, viveu entre (1927 a 2002), considerado um dos principais discípulos de Yoshio Manaka e um dos grandes divulgadores do tratamento dos canais divergentes, especialmente por meio do uso do fio de *ion pumping*, desenvolvido por Manaka. Além do uso dos meridianos distintos, Irie disseminou o tratamento dos canais tendinomusculares, particularmente voltado para a cura de dores. Sofreu influência dos testes de diagnóstico do incenso, desenvolvidos por Akabane, para identificar o desequilíbrio nos canais primários. Contudo, Tadashi desenvolveu seu próprio teste de feedback, baseado no tradicional *oring test*, seu método era conhecido por *finger test,* caracterizava-se por testar a fluidez, deslizamento a partir da fricção de um dedo no outro, utilizando o dedo indicador e o polegar. Seu método de diagnóstico consiste em usar uma das mãos para tocar o ponto de acupuntura, ou um medicamento fitoterápico, enquanto isso a outra mão realizava o movimento de esfregar o dedo indicador sobre a parte superior do polegar; caso o atrito da pele entre os dois dedos fosse forte e inibisse o deslizamento, a resposta seria negativa e desfavorável, caso o indicador deslizasse com facilidade pelo polegar, a resposta seria positiva e favorável. Assim como o bdort, desenvolvido pelo Dr. Omura, o *finger test* de Irie Tadashi o auxiliou em sua avaliação para identificar os desequilíbrios presentes nos canais e na construção de um tratamento rápido e eficaz; favorecendo para que ele desenvolvesse um moderno tratamento dos canais divergentes, utilizando basicamente os fios de bombeamento iônico.

Mimitsubô – Auriculoterapia Japonesa

Apesar da auriculoterapia ser um método muito conhecido e difundido, especialmente no ocidente, seja na forma da auriculoterapia chinesa ou da famosa auriculoterapia francesa, disseminada pela família Nogier, o método do *mimitsubô* diferencia-se bastante desses dois estilos. Trata-se de uma técnica pouco conhecida, principalmente no Ocidente.

Em japonês, *mimi* significa "orelha"; *tsubô* significa "acuponto", ou seja, é o tratamento através dos pontos vivos da orelha.

Refere-se a uma forma de trabalhar todo o equilíbrio do organismo através do microssistema da orelha. O termo microssistema é muito conhecido no tratamento da medicina oriental. Possuímos vários microssistemas espalhados por todo o nosso corpo, na face, crânio, abdômen, pés, sendo o último o mais conhecido. Porém, existem alguns muito pouco difundidos, como o microssistema das mãos da acupuntura coreana, conhecido por: *koryo sooji tchim*.

Todo o nosso corpo é formado por vários microssistemas; e esses microssistemas trazem a ideia de que o universo (macrocosmo), pode ser reconhecido e acessado através do microcosmo (nós, seres humanos, por exemplo). O nosso organismo é composto por várias áreas de microssistemas que compõem o todo, é um conceito que versa sobre a visão holística.

Na medicina oriental, é possível tratar o todo a partir de uma pequena parte. E isso se dá através da auriculoterapia, a qual é uma forma muito antiga conhecida na medicina tradicional chinesa. Esse método evoluiu quando chegou ao ocidente, o que deu origem a vários tipos e formas de se fazer auriculoterapia.

A técnica *mimitsubô* ainda é pouco conhecida no Brasil, apesar de ter resultados surpreendentes, é um dos sistemas que praticamos e ensinamos no Instituto Kangendô.

Um dos responsáveis por trazer, desenvolver e ensinar o *mimistubô* no Brasil foi o sensei Haruyuki Kawata, descendente de uma família de imigrantes japoneses, que veio para o Brasil após a Segunda Guerra Mundial. Uma grande parte dos imigrantes japoneses que aportaram em nosso país optou pela agricultura, comércio, apicultura, alguns passaram a ensinar artes marciais, como karatê, judô e aikidô; uma parte ainda menor se dedicou a prática clínica das terapias do shiatsu, seitai, acupuntura e moxaterapia. Aqueles que eram terapeutas dedicavam-se exclusivamente ao atendimento, muito raramente ensinavam e transmitiam seus ensinamentos e quando o faziam, restringiam o ensino aos familiares, como era o costume na tradição nipônica.

O Sensei Kawata, foi um dos poucos que decidiu ensinar seu método. Ele foi membro da Andemo (Associação Nacional para o Desenvolvimento da Medicina Oriental). Inicialmente, a associação era restrita aos descendentes, contudo, gradualmente, abriu-se para o público. O sensei Antônio Augusto Cunha, foi um dos não descendentes que teve a oportunidade de estudar vários métodos com o sensei Kawata, dentre eles o *mimitsubô*, e com ele aprendi esse estilo de auriculoterapia.

Mas no que consiste este método? Como se utiliza o método de auriculoterapia?

O *mimitsubô* tem algumas particularidades, um dos aspectos mais importantes é a regulagem do céu e da terra, que consiste no ajuste da articulação temporomandibular e do quadril (*kotsuban*).

Na visão da auriculoterapia japonesa, para se ter um bom resultado no tratamento, é fundamental, primeiramente, regular o desalinhamento articular da parte alta e baixa do corpo, neste caso, a articulação temporomandibular e o quadril. O conceito principal, que está implícito nesta teoria, segue a ideia do fluxo dos meridianos. Na região da cabeça passam inúmeros meridianos, assim como na área do quadril, caso estejam fora do seu eixo natural, implicará em bloqueio e má circulação do *ki* e sangue, prejudicando o efeito do tratamento. Trata-se de um conceito adotado em todas as técnicas praticadas e ensinadas na Kangendo, antes de qualquer tratamento, preconizamos o alinhamento do céu e da terra.

No caso da auriculoterapia, o alinhamento da articulação temporomandibular é fundamental, primeiro que devido ao alto nível de estresse da sociedade moderna, muitas pessoas têm sua articulação da mandíbula e maxilar fora do eixo natural, sofrendo constantemente de bruxismo. Como sabemos, toda inervação que sai desta articulação se conecta com a orelha e ouvido, caso esteja desalinhada, os efeitos dos impulsos nervosos, mobilizados pelos pontos da orelha, não chegarão adequadamente para o cérebro, tal qual ao resto do corpo, portanto, a grande importância de se regular esta articulação.

Um dos principais objetivos das técnicas do *mimitsubô*, é localizar precisamente os pontos vivos na orelha, a localização ocorre por meio de um bastão magnético de polaridade norte e sul, associado à pulsologia. Em geral, evitam-se muitos estímulos, utilizando poucos pontos, no máximo seis (por sessão). Busca-se sempre um tratamento personalizado, segundo os desequilíbrios apresentados.

Para o alinhamento da articulação temporomandibular, utilizamos o fio de *ion pumping* por 20 segundos no lado desalinhado, antes da aplicação dos pontos na orelha. Neste método, não se utiliza as agulhas *enpishin* (rabo de porco), nem mesmo o *hinaishin* (agulhas intradérmicas), utilizamos a semente de mostarda vermelha, vez que apresentou melhores resultados, através das pesquisas clínicas do sensei Kawata.

Essa técnica permite utilizar inúmeros tratamentos, dentre os mais comuns: emagrecimento, dores, antitabagismo, cálculo renal, além dos tratamentos para a parte psicoemocional.

Considerações Finais

Dr. José Augusto Maciel Torres*

O Japão tem uma característica de desenvolvimento das terapias e artes marciais. O contexto histórico e social do Japão no mundo começou através da sua importância por meio da marcialidade terapêutica, a China foi responsável pelas criações e o Japão trabalhou, muito bem, no surgimento de novas abordagens envolvendo a mente, o corpo e o espírito.

Esta obra soma para o mundo terapêutico, pois singularmente apresenta uma abordagem nipônica da arte da cura, algo que somente muitos pensam que existe na China.

A terapêutica japonesa tem seus caminhos próprios e vai além do que estamos acostumados a ver. O autor consegue de forma inteligente e sucinta entrar nos caminhos que acabam levando à percepção de diversos valores de tratamentos, nos quais tem características próprias.

Observamos um Japão moderno, onde ainda conserva suas tradições seculares sendo apresentados diversos aspectos que vão do samurai ao ikigai.

Estas abordagens japonesas, expostas em uma obra como esta, faz-se muito necessárias, pois vivemos em um contexto de busca espiritual, onde o materialismo terapêutico perde espaço para os conteúdos espirituais. Dentro dessa visão axiológica, o Japão tem o papel fundamental no cenário mundial, pois suas bases marciais e terapêuticas são centradas nestes fundamentos.

Somente tenho a parabenizar este autor pela abrangência dos conhecimentos apresentados neste maravilhoso livro.

Aproveitem a leitura!

**Professor Doutor José Augusto Maciel Torres, Doutor em Filosofia e Psicologia, Professor Universitário e Autor de diversas obras relacionadas às Artes Marciais e Terapias Orientais.*

Ícone editora

https://www.iconeeditora.com.br